李 红 肖清华 主编 ◀

岐黄司职

——湖南中医药大学第一附属医院岗位管理

学苑出版社

图书在版编目（CIP）数据

岐黄司职 : 湖南中医药大学第一附属医院岗位管理 /
李红，肖清华主编. -- 北京 : 学苑出版社，2021.6

ISBN 978-7-5077-6166-5

Ⅰ. ①岐… Ⅱ. ①李… ②肖… Ⅲ. ①湖南中医药大
学第一附属医院－人事管理 Ⅳ. ①R197.32

中国版本图书馆 CIP 数据核字(2021)第 075778 号

责任编辑：黄小龙
出版发行：学苑出版社
社　　址：北京市丰台区南方庄 2 号院 1 号楼
邮政编码：100079
网　　址：www.book001.com
电子邮箱：xueyuanpress@163.com
销售电话：010-67601101（销售部）67603091（总编室）
印 刷 厂：北京建宏印刷有限公司
开本尺寸：710mm×1000mm　1/16
印　　张：23
字　　数：275 千字
版　　次：2021 年 6 月第 1 版
印　　次：2021 年 6 月第 1 次印刷
定　　价：68.00 元

总主审

刘绍贵

总主编

刘平安　陈新宇

主　审

李平（女）　倪秋华　彭　超　任秀丽

主　编

李　红　肖清华

副主编

蔚　然　邓桂明　龙智勇　吴桃满　胡翠娥

编　委

（以姓氏笔画为序）

于　澜　王　婷　王　璐　刘　梨　杜龙笃

李婷婷　杨　琳　肖志红　邹　丽　汪伟佳

张　卓　张　晶　张伟义　张洁玮　张豪杰

欧阳林旗　罗曼娜　周欣星　周博翔　郑天川子

贺涟漪　宾马赢　黄红红　蔡嘉洛　蔺晓源

廖亮英　谭开云　熊　珍　潘迪清

前　言

　　2018 年，为了贯彻落实国务院办公厅《关于建立现代医院管理制度的指导意见》《关于印发深化医药卫生体制改革 2018 年下半年重点工作任务的通知》等文件要求，国家卫健委决定开展建立健全现代医院管理制度试点。在各地推荐的基础上，国家卫健委、国家中医药管理局会同有关部门遴选确定了湖南中医药大学第一附属医院等 148 家医院作为建立健全现代医院管理制度的试点医院。湖南中医药大学第一附属医院作为湖南省中医系统唯一的入选单位，有幸名列其中。

　　光阴荏苒，经过近三年的改革和试点，湖南中医药大学第一附属医院在完善医院管理制度、健全医院治理体系，加强医院党组织的建设，加快构建责权清晰、管理科学、治理完善、运行高效、监督有力的现代医院管理制度等方面，取得了较为突出的成绩，也收获了不少的心得与体会，有鉴于此，他们拟出版"湖南中医药大学第一附属医院管理制度丛书"，包括三本：《仁和弘道——湖南中医药大学第一附属医院党建行政管理》《杏林问矩——湖南中医药大学第一附属医院临床管理》《岐黄司职——湖南中医药大学第一附属医院岗位管理》。

　　我们认为，此套丛书的出版，具有以下意义：首先，它是对湖南中医药大学第一附属医院近年来医院管理制度改革工作的及时总结。三年来的改革试点工作，是对医院制度建设的一次"换血"，它既是对医院管理思维的挑战，也是对医院管理能力的考验。在这一过程中，有成功的经验，也有值得反思的教训，对这些宝贵的经验和教训进行总结，尤其是对试点过程中出现的一些新情况、新问题进行系统的梳理和反思，对明晰医院下一步改革任务与目标、推动医院管理改革的纵深发展，有着重要的意义。其次，此套丛书的出版，也希望能为其他兄弟医院的综合改革与实践创新提供借鉴。如上所述，此次国家卫健委的试点工作，仅仅遴选了148家医院，但是，推动现代医院管理制度的改革，是我国每个医院势在必行的职责和目标所在。湖南中医药大学第一附属医院作为先行者，其取得的成绩能够为其他医院提供表率与示范。特别是对于中医院的医院管理改革来说，丛书所涉的党建行政管理、临床管理、岗位管理等内容，都与他们的改革实践息息相关。先行者在改革实践中碰到的问题、解决的办法都能够使后来者少走弯路，其发展的步伐也就能够走得更快、走得更稳。最后，这套丛书能够以文字的形式加以出版和推广，将成为国家卫健委开展现代医院管理制度试点的成果之一，是对这一工作要求的积极响应。它的问世，能够让更多的医院管理者、医务人员加深对这一试点工作的了解，在这样的基础上，他们将进一步提高对建立健全现代医院管理制度的认识，调动工作积极性，从而使得试点工作能够如星星之火，终成燎原之势。

综上所述，我们认为，"湖南中医药大学第一附属医院管理制度丛书"的出版有着重要的意义。制度的建立健全亦是一个止于至善的过程，随着改革实践的不断推进，湖南中医药大学第一附属医院将紧跟时代要求，对制度内容不断进行修改和完善。因此，本书仅作为此次改革的阶段性成果予以呈现。书稿经过了反复核对、精审精校，但囿于学力和时间，书稿仍难免纰漏，祈正于方家。

编者

2021 年春

目　录

第一章 领导班子成员职责

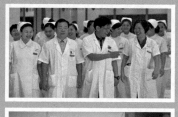
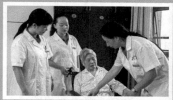
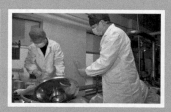
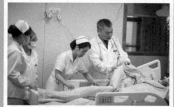
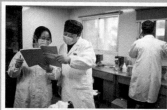

党委书记职责

1. 主持医院党委工作，负责召集党委会和党员（党员代表）大会，认真贯彻执行党的路线、方针、政策和上级的决议、指示，贯彻党委的决议和决定；研究安排党委工作，将重大问题及时提交党委和党员（党员代表）大会讨论决定，充分发挥党委的集体决策作用。

2. 负责党的建设工作，保证党建目标的实现，及时准确地完成上级党委下达的各项任务。抓好党委委员的学习，严格党的组织生活，按时召开党的民主生活会，积极开展批评和自我批评。加强对党员的教育和管理，监督党员切实履行义务，遵守纪律，同时保障党员利益不受侵犯。

3. 履行全面从严治党主体责任，教育和监督党员干部严格遵守国法政纪，严格遵守医德医风方面的规章制度，严格遵守国家的财政经济纪律和人事制度，不得侵占国家、集体和群众的利益。

4. 领导和协调医院行政管理部门工作，充分发挥党委的核心领导作用，加强医德医风建设，认真落实医院工作责任制，领导和组织党内外的干部、群众，努力完成医院的各项任务。

5. 抓好思想政治工作和意识形态工作，教育党员和群众提高警惕、提高识别判断能力，坚决同不良倾向和其他非法犯罪行为做斗争；把握舆论导向，预防各类不良事件发生。

6. 抓好干部队伍建设，提出中层干部调整、配备方案并组织实施，做好护士长及以上中层干部考核测评工作。

7. 履行党在新时期统战工作的方针及各项统战政策，加强与院内各民主党派组织的联系，充分发挥各民主党派、党外人士在医院建设中的作用，做好党的统战工作。

8. 密切联系群众，经常了解医院员工对党员、党的工作的批评和意见，尊重员工和专家的合理化建议，维护员工正当权力和利益，关心和帮助他们改善物质文化生活。

9.加强对工会、共青团等群团组织的政治领导、思想领导，把党的理论和路线、方针、政策贯彻落实到群团工作各方面、全过程，充分调动各方面的积极性。

党委副书记职责

1.协助党委书记开展工作，负责党委分工的某些专项任务，认真贯彻执行党的路线、方针、政策和上级党委、医院党委的决议和决定。

2.负责党风廉政建设、思想政治工作、组织工作、宣传和意识形态工作、群团工作和信访工作等。

3.负责抓好党员队伍、干部队伍的培训培养，调动党员、干部的积极性、主动性和创造性。

4.负责召集党总支书记会议、党员代表大会等，统筹安排党务工作，提高党建工作水平。

5.负责组织、检查、督促党委委员和党总支书记执行党委决议，了解执行中的问题和反馈，及时向党委会或党委书记汇报。

6.负责掌握党总支的工作和党员的思想、学习、生活等方面的情况，发现问题及时汇报和解决。

7.与行政领导保持密切的联系，协助和支持行政管理工作，注意调动各方面的积极性。

纪委书记职责

1.履行党风廉政建设监督责任，主持纪委工作，贯彻纪检监察工作方针，履行监督检查医院职工遵守党纪、国法、医院规章制度情况的工作职能，对医院党委及行政全面负责。

2. 协助党委抓好对党员的党性、党风、党纪和勤政廉政教育，督促检查全院党风廉政建设和行业作风建设工作，增强党员和干部职工拒腐防变能力。

3. 对党风行风建设及时提出意见和建议。

4. 对医疗器械及药品采购、固定资产购置、医院建设及人事等重大事项进行监督。

5. 认真接待处理来信来访，审批督办上级部门和医院党委转办的案件。

6. 维护党员的合法权益，支持党员群众抵制违法违纪行为和不正之风，抓好各类案件的举报查处工作。

7. 组织业务学习和理论研讨，提高纪检监察工作水平。

8. 完成上级领导和纪检监察部门交办的有关纪检监察的工作任务。

院长职责

1. 全面负责医院的医疗、教学、科研、行政管理工作，召集和主持院长办公会，依法依规履行法人职能，承担法人责任。

2. 负责组织制定和实施医院发展规划、重大改革措施、管理制度、基本建设项目、重要资源配置方案、医院内部组织机构设置方案、岗位职责、年度预算等。

3. 负责组织制定和实施体现公益性的内部绩效考核体系和符合医院特点的内部薪酬分配制度。

4. 落实政府办医目标方向，组织开展医疗、教学和科研等业务工作，加强学科队伍建设，提高医疗服务质量，控制医疗费用增长。

5. 负责医院的日常运行管理，确保医疗服务质量和安全。

6. 主持、指挥全院性的会诊、大型抢救、学术交流、新技术项目开展等医疗技术活动。

7. 每年向医院党委和职工代表大会全面报告工作，组织处理职工代表大会、专家委员会和工会、共青团、妇联有关行政工作的提案。

8. 代表医院（特殊情况下，授权副院长）签署有关重要文件、合同、协议等，出席相关会议和活动，发布或授权发布医院相关信息。

9. 院长离任时，接受任期内的经济责任审计。

10. 法律、法规规定的其他职责。

副院长职责

1. 在上级部门和医院党委的领导下，根据党的路线、方针、政策和上级相关要求，协助院长，分管医院的医疗、教学、科研、药学、业务发展、财务、后勤保障等各项工作。根据分管工作和职责要求，行使院领导决策权。

2. 主动为院长出谋划策，认真抓好落实，加强院长对全院行政业务工作的领导和指挥。

3. 主动向院长汇报有关工作，交流意见。有不同意见时，可提出、保留或按程序向上级反映，但在行动上必须执行院长决定。

4. 配合制定医院工作计划和中长期规划，并及时检查考核，分析总结，汇报上级。

5. 按规定出席医院党委会、院务会、党委扩大会等各项会议。

6. 加强分管部门管理，指导分管部门负责人开展日常科室管理和跨部门协调工作等。

7. 教育广大职工树立全心全意为人民服务的思想，养成良好的行为规范，改进医疗作风，改善服务态度。督促检查岗位责任制的落实，教育职工严格执行规章制度和技术操作规程，严防各类差错事故的发生。

8. 严格遵照医院领导干部外出请假管理规定，因事外出或缺勤时，应指定另一名副院长临时代理分管工作。

总会计师职责

1. 负责组织医院会计核算、成本核算和财务报告的编制，确保会计、成本信息和财务报告的真实性和完整性。

2. 负责医院财务管理，包括全面预算管理、筹资管理、投资管理、收支管理、资产管理、财务报告分析和经济运行绩效评价等；负责组织医院成本预测、计划、控制、核算、分析和考核，督促医院各部门降低消耗、节约成本费用，提高经济效益。

3. 参加医院重大财经管理活动和重要经济问题的研究与决策。

4. 加强会计监督，负责医院财务风险管理、偿付能力管控，确保医院正常运转和财产安全。

5. 规范财务会计基础工作，加强财务管理。领导医院会计机构、会计人员正确执行国家财经法律、法规、规章和制度，组织建立并实施医院财务会计管理制度、经济核算分析制度和内部财务监控制度，并检查落实执行情况。

6. 组织医院清产核资，加强资产管理，保护国有资产完整、保值增值和安全有效使用。

7. 负责医院财会机构的设置和会计人员的配备、聘任、培训和考核，支持会计人员依法行使职权。积极推行先进适用的财务信息化管理系统和管理方法，努力提升医院现代化管理水平。

8. 参与医院新业务开展、技术创新、科技研究、服务价格调整、结余分配、工资福利发放等方案的制定以及经济合同的审查，协助院长对医院经营管理、业务发展、基本建设以及资本运营等重大事项做出决策。

9. 组织落实审计意见，监督执行审计决定。

10. 法律法规和主管部门规定的其他职责。

工会主席职责

1. 把握工会工作的总体思路和方向，全面领导工会工作。

2. 根据工会章程，组织筹备工会会员代表大会和工会委员会的选举工作，指导起草工作报告，向委员会和代表大会报告工作。

3. 在党委领导下，组织完成好职工代表大会的筹备工作以及职工代表大会工作机构的各项任务。

4. 切实履行工会民主监督、民主管理职责，列席医院院务会、党政联席会及专家委员会等会议，代表职工参与医院事关人、财、物等决策。

5. 传达贯彻上级工会和院党委、行政各项指示，指导制定工会工作计划、总结。

6. 深入基层调查研究，结合本院实际情况经常提出如何开创工会工作新局面的意见。

7. 关心群众生活，抓好工会集体福利工作。

8. 根据财务制度，掌握、指导好工会经费的使用。

第二章　专家委员会职责

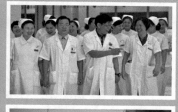
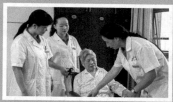
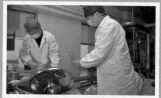
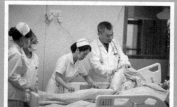
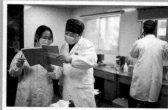
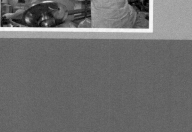

学术委员会职责

1. 对医院技术发展方向及全院科研发展规划进行评价，并提出建议。

2. 对学科建设与发展方向、科室设置等提出建议。

3. 负责鉴定和推荐上级重点学科、科研成果、项目，鉴定科研成果、学术水平。审议全院学术活动计划，评审、评定院级课题及院级重点学科。

4. 对中级及以上职称晋升人员的学术水平与能力进行评价。

5. 对教学人员的学术水平与能力进行评价。审议技术人员的培养计划，发现和推荐优秀人才，选拔学科带头人。

6. 经医院批准，接受院外其他业务技术问题的审议和咨询。

医疗质量管理委员会职责

1. 负责全院医疗、医技工作的质量督查和管理。

2. 负责制定全院医疗、医技工作质量管理年度工作计划。

3. 负责制定和完善全院医疗质量管理制度、持续改进方案，对各项医疗质量标准、各种诊断治疗技术操作规程和各种医疗文件的书写进行规范。

4. 审议医务部制定的有关医疗和质量管理的具体实施措施。对全院医疗、医技工作中的安全隐患提出指导性改进措施。

5. 制定医院新技术、新方法准入管理制度和规定。

6. 负责讨论、决定全院医疗、医技工作中的差错、过失和事故等事件的院内处理意见。

7. 负责宣传贯彻质量方针、质量目标、质量管理的有关知识，开展对全院医务人员的质量意识教育和质量安全意识教育工作。制定全院临床、医技人员质量教育、培训的要求，并检查落实情况。

8. 定期组织相关人员对临床、医技部门的医疗质量进行监督、检查、评价，并提出整改意见。按医疗和质量标准规范医疗环节，使质量水平不断提高。

医院感染管理委员会职责

1. 依据有关政策法规、技术规范、标准，制定全院预防和控制医院感染的规划、管理制度，并监督实施。

2. 根据《综合医院建筑标准》有关卫生学标准及预防医院感染的要求，在医院改建、扩建和新建时，对医院的建筑设计、重点科室建设的基本标准、基本设施和工作流程进行审查并提出建设性意见。

3. 对医院感染管理科拟定的年度医院感染管理工作计划进行审定，对其工作进行考评。

4. 建立会议制度，定期研究、协调和解决有关医院感染管理方面的重大事项。

5. 研究并审定医院感染重点部门、重点环节、重点流程、危险因素以及采取的干预措施，明确各有关部门、人员在预防和控制医院感染工作中的责任。

6. 研究并审定发生医院感染及出现不明原因感染性疾病或者特殊病原体感染等事件时的控制预案。

7. 根据医院感染中病原体特点和耐药现状，协同药事管理委员会提出合理使用抗菌药物的指导意见。

医院护理管理委员会职责

1. 按照省中医药管理局对医院护理工作的要求及护理部远、近期的工作规划，拟定并组织落实护理队伍建设、护理文化建设及护理专业发展规划。

2. 根据省中医药管理局对护理质量管理的统一标准和要求，结合医院实际制定并督促落实各项护理规章制度、各种疾病中西医护理常规及中西医护理技术操作规程。

3. 拟定并不断完善具有中医特色的护理质量指标体系及科学、有效的护理质量评价标准、质量控制措施和考核评价方法。

4. 定期或不定期组织各专项护理质量管理小组对全院护理质量进行专项检查与指导。针对问题，提出改进意见和措施，并根据检查结果进行讲评、通报、追踪，拟定奖惩办法，促进护理质量持续改进。

5. 组织全院护理人员的考试考核，评定护理人员素质与护理技术水平，对护理管理人员的管理水平及工作绩效进行考核与评估。

6. 对护理缺陷、事故组织调查、分析、讨论、鉴定，拟定处理意见并上报护理部。

7. 拟定并组织实施全院护理人员继续教育培训计划。对实习、进修护士进行教学管理，并定期评价培训和教学效果，改进培训及教学方案，不断提高护理人员的整体素质及护理带教水平。

8. 拟定和组织实施护理科研计划。根据中医护理学科发展特点，积极开展或推广应用护理新业务、新技术，特别是中医护理新业务、新技术，努力彰显中医护理特色优势，促进中医护理事业的可持续发展。组织护理人员开展护理科研，撰写护理科研论文，帮助解决护理科研工作中的疑难问题。

9. 拟定护理理念、伦理道德和行为准则，以及与之相适应的护理制度，打造中医护理特色品牌文化，促进中医护理文化建设发展。

10. 创造良好的工作和学习氛围，开展多形式的职业道德、人文知识和护理礼仪教育，帮助护理人员规划职业生涯，全面提升护士品质。

药事管理与药物治疗学委员会职责

1. 认真贯彻执行医疗卫生及药事管理等有关法律、法规、规章。审核制定医院有关药事管理与药学工作的规章制度，并监督实施。

2. 制定本院药品处方集和基本用药供应目录并实施动态管理。

3. 按照有关临床诊疗指南、临床路径、药物临床应用指导原则和药品说明书等合理使用药物，对医师处方、用药医嘱的适宜性进行审核，监测、评估本院药物使用情况，提出干预改进措施，推动临床合理用药。

4. 分析、评估用药风险和药品不良反应、药品损害事件，并提供咨询与指导。

5. 建立新药遴选制度，审核新特药、临时购药，负责组织评价新老药物疗效与不良反应，提出淘汰品种意见。

6. 督查、指导麻醉药品、精神药品、医疗用毒性药品及放射性药品的临床使用与规范化管理。

7. 负责全院有关药事管理法律法规、规章制度和合理用药知识教育培训，向公众宣传安全用药知识。

8. 建立抗菌药物临床应用分级管理制度，动态调整医生抗菌药物使用权限。

9. 及时调查医疗用药中的重大问题和药疗事故，提出解决办法。

10. 讨论和审定药事管理与药物治疗学委员会的工作计划，并督促其组织实施。

医学装备管理委员会职责

1. 认真贯彻执行《中华人民共和国计量法》《医疗器械监督管理条例》《医疗器械使用质量监督管理办法》《卫生计生单位接受公益事业捐赠管理办法（试行）》等相关的法律法规及《湖南中医药大学第一附属医院章程（试

行）》，建立完善医院医学装备管理工作制度并监督执行。

2. 根据医院功能定位和发展规划，制定医学装备发展规划和配置方案；确定议事规则及工作流程。

3. 收集相关政策法规和医学装备信息，提供决策参考依据。

4. 建立医用耗材、化学试剂遴选制度，审核新进、单次使用医用耗材、化学试剂，并组织评价，提出淘汰品种意见；对医院新进医用设备进行可行性论证。

5. 组织医学装备管理相关人员培训，对医师医嘱的适宜性进行审核、监测，评估医学装备使用情况，提出干预改进措施，推动临床医学装备使用规范化管理。

6. 分析、评估使用医疗器械发生的不良反应、损害事件并提供咨询与指导。

7. 讨论和审定医学装备管理委员会的工作计划，并督促组织实施。

住培督导专家委员会职责

1. 制定医院住培督导标准，经专家委员会审定后全院适用。

2. 制定医院住培年度督导计划，经住培领导小组审定后执行，每季度对所有承担住培工作的科室进行质量督导。

3. 按医院年度督导计划对科室教学查房、病例讨论等进行督导，重点督导培训教学活动，并提出持续改进意见；对新任带教老师教学查房、病例讨论进行督导，督导结果作为住培师资聘任的依据之一。督导结果纳入科室全程医疗服务质量考核和科主任考评内容。

4. 督导组专家须熟悉国家住培政策，在组长安排下统一开展医院督导工作。

5. 督导工作遵循实事求是原则，体现科室住培工作的实际情况。

6. 服从医院安排，按时参加住培质量督导工作。

住培专家指导委员会职责

为有效落实培训工作，提高培训质量，须定期或不定期地开展专业性指导、监督、评估与考核工作。医院（培训基地）成立住院医师规范化培训管理委员会，设立住院医师规范化培训专家指导委员会，由业务院长担任组长，小组成员由医院各轮转科室具备丰富管理或带教经验的权威核心专家组成。其工作职责如下。

1. 住院医师规范化培训专家小组负责对住院医师规范化培训制度建设、师资队伍培养，培训实施情况等进行指导、检查。

2. 完成中医住培领导小组和职能管理部门赋予的工作任务，指导全院中医住培工作。

3. 根据中医住培的要求和现状，参与制订基地培训规划和培训计划，提出意见和建议。

4. 做好质量控制，制订住院医师规范化培训考核细则等制度，参与基地过程考核、结业考核、评估工作，及时发现问题，提出解决方案。

5. 加强对各轮转科室培训过程和培训质量的监督、检查和评估，审核和指导各轮转科室制订规范合理的中医住培轮转方案、培训计划、考核方案、管理制度。

6. 参与并协助职能管理部门开展住培师资、考官和管理人员培训，指导科室规范开展教学与临床实践活动。

7. 开展中医住培教学创新改革研究、有关政策制度完善和学术交流。

8. 专家指导委员会应定期召开一次会议，研究提升住培质量的关键问题，供基地住培领导小组决策参考。

伦理委员会职责

1. 伦理委员会的工作目的是保证临床试验中受试者的权益，并提供公共保证。伦理委员会的工作以《赫尔辛基宣言》为指导原则，受国家相关法律、法规的约束。

2. 伦理委员会的宗旨是对涉及人的生物医学研究项目（以人类受试者，包括利用可辨认身份的人体材料或数据为研究对象，了解疾病的原因、发展和结果，为改进预防、诊断和治疗而开展的活动）的科学性和伦理合理性进行独立、称职和及时的审查。在审查方案是否适当时，应强调保证受试者参加试验获得的治疗利益大于承受的风险，要求研究者应保护受试者不会受严重损害，如有突发事件发生，研究者应按照突发事件处理预案妥善处理，最大限度地保证受试者的安全。

3. 审查范围包括药物临床试验项目、医疗器械临床试验项目、涉及人的临床科研项目，审查类别包括初始审查、跟踪审查和复审。

4. 在每项临床试验开始之前还应对试验方案的科学性和伦理合理性进行审查，审查临床试验主要研究者的资格、经历和经验，他是否能够承担新药临床试验的责任，审查项目组研究人员的配备及设备条件是否符合要求，研究者是否已充分掌握了试验药物的特性，研究者是否已经过国家药物监督管理局的培训，能够按照相关法规和方案要求实施临床试验。

5. 审查研究者制定的受试者入选方法和向受试者或其家属或监护人或法定代理人提供的有关临床试验的信息资料是否完整、易懂，研究者获取受试者知情同意书的方法是否恰当。审查受试者的知情同意书是否合适，是否已将试验的目的、试验药物特性等表达充分，是否已确切地说明了参加试验可能要承担的风险和可以得到的利益，是否已将不良反应的处理方法和严重不良反应的补偿原则充分表述，是否已经将受试者的权益告之清楚等。

6. 伦理委员会应审查研究者和申办者对受试者严重不良事件的补偿规

定，补偿的条款应符合我国的相关法律，要求研究者对受试者负医疗救治的责任，要求申办者承担处理受试者不良事件中所发生的所有经费和付给受试者的各项补偿费用。

7. 伦理委员会在对研究的资格、临床试验方案、知情同意书等资料进行审阅讨论后以投票方式做出决定，伦理委员会的意见可以是：同意、做必要修改后同意、不同意、终止或暂停已批准的试验。以超过全体委员半数票的意见作为审查决定。

8. 应在规定的时间内书面签发意见。

实验动物管理委员会职责

1. 根据科研工作的需要，指导制定和审议本院实验动物工作发展规划和年度工作计划。

2. 贯彻执行国家和地方有关实验动物管理的法规、规章、标准；指导制定和审议涉及全院实验动物工作的管理制度。

3. 根据工作需要，召开主任委员办公会议，审议实验动物工作中的重大问题，对重大事项做出决议；或召开专题会议，专题研究某项工作，讨论拟提交主任委员办公会议研究的事项等。

4. 鼓励和支持实验动物从业人员上岗培训、专业进修、继续教育，以及参加各种形式的学术交流，不断提高实验动物从业人员的业务素质和技术水平。

实验动物伦理委员会职责

1. 自觉维护实验动物福利伦理，严格执行国家、湖南省及本院有关实验动物管理工作的法律、法规和政策，独立、透明和公正地开展工作。审查和监督本院开展的有关实验动物研究、保种、饲养以及各类动物实验的设计、实施过程是否符合动物福利和伦理原则。

2. 监督实验室制定符合伦理要求的标准作业程序（standard operation procedure，SOP）并对实验者进行动物实验操作技能培训，以减少实验过程中动物不必要的痛苦，改善实验动物的福利。

3. 动物实验必须遵循替代、减少和优化的原则；在条件允许下，推荐使用低进化水平实验动物，并鼓励寻找替代动物实验的其他方案。

4. 依据实验动物福利伦理审查工作的基本原则，开展伦理审查，提出意见和建议并对结果做出说明。

5. 通过检查记录或现场监督动物实验过程中的动物福利保障，防止出现恶意或无故骚扰、虐待或伤害实验动物的现象。

6. 如有必要，项目负责人在项目结束时，向伦理委员会提交该项目伦理终结报告，接受项目的伦理终结审查。

7. 对获批的动物实验项目应进行日常的福利伦理监督检查，必要时，委员会应独立或会同实验管理人员进行质询、检查记录或实地监督。对严重违反实验动物福利伦理的部门和个人，实验动物伦理委员会应做出限期整改决议，并可作为科研不端行为公示及记录在册。对肆意虐待实验动物情节严重者提出处分意见，直至终止其实验。

预算管理委员会职责

1. 审议有关预算管理的政策、规定、制度等相关文件。

2. 根据医院战略规划和发展目标，确定年度预算目标。

3. 提出医院预算编制方针、程序和基本要求。

4. 组织召开医院全面预算管理例会，审查预算管理办公室提交的整体预算草案，并就必要的修改与调整提出建议。

5. 在预算编制和执行过程中，对各预算责任单位之间以及预算责任单位与预算监控、考评部门之间出现的分歧进行协调。

6. 将经过审查的预算方案提交医院党委会审批，通过后下达正式预算方案。

7. 根据需要，对预算的重大调整事项进行审议和决定。

8. 审议、评价预算执行情况，组织预算资金绩效评价工作。

9. 其他全面预算管理事宜。

第三章　党群部门职责

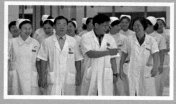
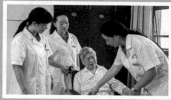
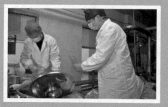
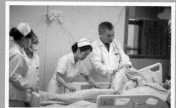
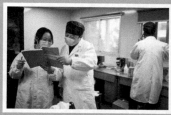

部门职责

为了精简内部机构、提高工作效率、保持党政步调一致，医院实行党委办公室和医院办公室合并办公，使党政联系更加紧密，作用发挥更加有力。

1. 认真贯彻执行党的路线、方针、政策，落实执行医院党委、行政的决议、决定。

2. 根据医院党委、行政工作部署，组织、协调全院性重大活动和重要工作，做好会务工作，协调安排领导的工作日程。

3. 根据医院党委、行政工作安排和院领导指示，开展调查研究，分析研究带有政策性、倾向性的问题，提出意见、建议。

4. 负责安排党委会、院长办公会以及全院性重大会议并做好记录，整理会议纪要，向全院传达上级指示和医院有关会议精神，并督促检查贯彻落实情况。

5. 负责起草、校订全院性工作计划、报告、总结、通知、决议和上报、下发的各类公文。

6. 负责医院信息收集、整理和综合处理工作，准确、及时地向上级有关部门和院领导报送信息、重大事件的发生及处理情况。

7. 负责各类来文的收发、传递、催办、归档、保密、保管工作，对医院各部门的请示、报告，及时呈送有关领导批示和转有关部门办理。

8. 负责以医院党委和行政名义上报、下发公文的编号以及公文的复核和印发工作。

9. 负责管理院务公开目录制定及信息发布工作，审核各职能科室以医院名义发出的各种报告文件、短讯，办理医院对外介绍信。

10. 负责管理和使用医院党政印章和书记、院长名章，负责医院党政各部门、单位印章的刻制、启用。

11. 负责医院对外联络工作，负责上级领导和其他单位领导因公来院的接待工作。

12. 负责文明创建工作。

13. 负责医院综合档案管理工作以及打字室、收发室工作。

14. 负责医院保密委员会日常工作。

15. 负责医院通讯、公务车辆、会议室管理工作和总值班工作。

16. 负责制定全院作息时间表，协同有关部门组织安排节假日活动和值班事宜。

17. 完成上级部门和院领导交办的其他工作。

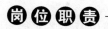

岗 位 职 责

主任职责

在党委书记、院长直接领导下，负责办公室各项工作和全院的协调工作，组织办公室人员完成医院领导交办的各项任务。

1. 负责协调督办执行落实党委行政集体决策。

2. 负责医院年度工作计划、总结及有关文件的起草、讨论与上报工作。

3. 负责组织召开党委会、院长办公会及全院性重大会议，做好会议记录，整理会议纪要。

4.负责医院文件的审核与报批工作。

5.负责党委与医院相关党务、思想政治与形势政策等方面信息的管理与传递工作。

6.负责上级单位、同级单位来访人员的接待及对外联络工作。

7.负责党委各部门与医院行政各部门的协调工作。

8.负责处理医院领导临时交代的各项工作。

9.副主任协助主任完成相关工作。

综合干事职责

1.负责医院行政、党务方面相关文件的收发登记、转递传阅、催办反馈、保密保管、立卷归档工作。

2.负责管理和使用医院党委、行政印章，负责党委书记、院长签名章的使用和管理工作。

3.负责开具介绍信和有关证明。

4.负责统筹安排使用会议室，负责会议室设备及物品的使用、维护和管理。

5.负责接待参观来访人员以及公务接待事宜。

6.负责院领导的院内外联络工作，为院领导的各项活动做好准备。

7.负责领导交办的其他工作。

文秘职责

1.负责医院年度工作总结、工作报告、医院年鉴、大事记等文字材料的收集、起草工作。

2.负责准备党委会、院长办公会及办公室牵头的各种会议的相关材料，做好会议记录、整理会议纪要。

3. 负责以医院和办公室名义上报、下发公文的草拟、校对工作。

4. 负责办公室各类文字材料的整理和草拟工作，以及办公室资料的分类、整理、归档工作。

5. 负责收集、整理医院各部门的年度工作总结及工作计划。

6. 完成主任交办的其他临时任务。

综合档案管理干事职责

1. 认真学习、贯彻执行《中华人民共和国档案法》及国家有关方针、政策和各项规定，依法建档，依法治档，做好《中华人民共和国档案法》的宣传教育工作，增强职工的档案意识。

2. 制定档案管理相关规章制度及各类档案的保管期限，健全业务建设规范。

3. 负责接受、征集、整理、保管、鉴定、利用和统计全院的综合档案。

4. 为全院各科室、各部门档案工作提供咨询服务，负责全院档案人员的业务培训，指导各部门档案人员做好档案材料的收集、整理、编目等各项工作。

5. 加强档案理论学习，与时俱进，创新档案工作方法，逐步实现档案业务建设的规范化和管理技术现代化，为全院各项建设事业提供可靠的档案资料。

6. 负责档案的初步鉴定工作，确定档案保管期限，对超过档案保管期限的档案，提出存毁意见，报鉴定小组。

7. 严格遵守党和国家保密规定，执行保密制度，保证档案信息安全，维护国家和医院的合法权益，最大限度地延长档案的保管寿命。

文印室干事职责

1. 按《国家行政机关公文格式》排版打印各类公文。

2. 根据办公室的审批意见打印、复印医院各类文字材料。

3. 负责打印、复印设备的管理和保养。

4. 严格执行保密制度，不得泄露保密材料及文件内容。

5. 承办办公室主任指派的其他临时性任务。

总值班室干事职责

1. 负责处理非办公时间的临床、行政、后勤的协调工作。

2. 负责检查夜间医疗秩序、后勤保障、会诊安排，协调危重病人抢救工作，检查工作人员在岗情况和工作情况。

3. 负责接受非办公时间医院各科室情况报告，协调处理相关事项。

4. 及时向分管领导请示汇报在值班时出现的超出职权范围，不能现场处理的特殊情况。

5. 负责做好值班记录，认真交接班，不得擅自离开岗位。

收发室干事职责

1. 负责医院的公函、信件、报刊、汇款单和其他印刷品的收发。

2. 负责统一接收外来各种平信、挂号信、汇款单、包裹、电报、报刊、印刷品等的登记和分发。

3. 负责代寄院内各部门的信件、挂号信、包裹等。

4. 负责节假日期间报刊、包裹的安全保管工作。

电话班干事职责

1.负责电话的安装，线路故障维修，线路的敷设及室内线路预埋等，保证医院电话畅通。

2.负责电视线路故障维护维修工作。负责信号调试，室内线路的敷设及预埋，保证每个病房的信号通畅。

3.负责床头呼叫系统的维护维修工作，包括分机、手柄、主机、接听分机及线路维修工作。

4.负责电信、移动、联通三家公司的业务办理。确保全院信号加强和全覆盖，保证院区手机信号正常。

5.负责医院手机集团工作。每个月汇总医院职工、家属需要加入集团的手机号，并报至移动公司。

驾驶员职责

1.严格遵守上下班时间，随时待命，听从办公室统一安排，按时出车，按时收车。

2.定期参加安全学习，严格遵守道路交通安全法规，如有违反交通规章，造成罚款由驾驶员个人承担，并及时处理违章、交纳罚款（特殊情况除外）。

3.负责对车辆勤检查，勤保养，勤擦洗，按时组织车辆进行年度审验，及时办理保险等有关手续，使车辆始终保持最佳运行状态。

4.负责公务车辆保险费、油费、路桥费、泊车费、维修费及各种因公使用产生的费用，以及相关票据的收集整理和报销工作。

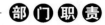

1. 负责为医院重大决策等提供法律咨询服务。

2. 审查医院对外签订的重要协议、合同等法律文件，预防法律纠纷。

3. 配合处理医院涉诉案件和相关法律纠纷。

4. 负责为医院各职能部门或单位提供法律咨询服务，配合相关职能部门或科室处理职责范围内发生的法律事务。

5. 做好医院的法治宣传、教育及培训工作。

6. 参与审核、规范和清理医院规章制度。

7. 负责医院法律顾问的聘请和管理工作。

8. 完成医院领导交办的其他工作。

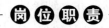

干事职责

1. 参与制定、审核、规范医院规章制度。

2. 负责配合职能部门督查与医院相关的法律法规及规章制度的落实。

3. 负责协调外聘律师工作，做好任务对接、日常管理和考核等工作。

4.负责管理合同专用章，对完成签署审批流程的合同加盖公章。

5.负责全院合同汇总和重大合同的备案，建立合同管理台账。

6.负责提供合同编码模式，及时归档各部门提交的合同文本原件，按规定进行档案管理。

7.负责督促各部门结合工作实际有针对性地开展普法教育和培训。

8.负责医院法治宣传工作，参与组织医院职工学法、考法工作，做好相关资料的整理。

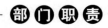

宣传部是负责医院对内、对外宣传工作的职能部门，致力于不断增强医院的凝聚力、向心力，不断提升医院的知名度、美誉度，树立医院良好的社会形象。其工作职责为：

1. 认真贯彻医院党委、上级部门的要求，积极宣传党的路线、方针、政策，不断提高全院职工的思想政治素质和文化素养。在医院党委的领导下，把握正确的舆论导向，营造良好的文化氛围。注重长期规划和系统宣传，围绕中心工作任务，紧密结合医院的实际制定并认真实施宣传工作计划。

2. 负责全院理论宣传与意识形态工作的组织实施。加强党员干部、全院职工的理论武装，不断增强党的领导核心作用；宣传马克思主义、弘扬社会主义核心价值观，巩固壮大主流思想文化；激励医护人员遵纪守法，文明有序，关心病人，爱护群众；营造全院干部职工齐心协力干事创业，共同致力于医院健康、平稳、持续发展的良好风气。

3. 负责宣传思想文化和舆论引导工作。围绕医院中心工作，及时宣传医院重大部署、重要决策、重大活动、发展成就、精神风貌，营造舆论氛围；负责接待新闻媒体院内采访，做好媒体与临床科室以及专家之间的沟通、协调工作，加强医院"两微一端"信息发布平台的管理；做好突发事件新闻危机应对和处置工作。

4.负责医院精神文明建设工作。开展行之有效的宣传思想教育，组织安排医院党委中心组学习，指导党支部理论学习；深入开展主题教育活动，培育和践行社会主义核心价值观，弘扬正能量，推动医院精神文明建设向纵深发展。

5.负责医院对外宣传和健康教育工作。负责管理医院官网、微信公众号、微博、院报、院内多媒体、标识标牌、宣传栏等宣传媒介和平台，全面贯彻落实"实施健康中国战略"重大决策部署，利用各种大众传播媒介，及时向社会宣传医院品牌文化、服务措施、典型经验、医疗动态，向广大人民群众传播卫生保健知识、健康信息等，帮助人民群众预防疾病、促进健康，提高生活质量。

6.负责医院统战工作。宣传贯彻党在新时期的统一战线理论、方针和政策，制定、实施医院统战工作计划和各项制度。做好民主党派党员的发展工作，统战干部的培训和交流工作，组织与安排统战工作的各类会议与活动，联系民主党派和无党派人士，及时通报情况，反映意见和建议，支持帮助民主党派加强思想建设和组织建设。

7.完成院党委、行政和上级下达的其他任务。

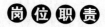

岗位职责

主任职责

1.根据宣传部职责范围，在党委领导下，全面主持宣传部工作。

2.认真学习党和国家的路线、方针、政策和有关理论，掌握医疗卫生改革和发展的动态，根据医院的实际情况，围绕医院中心工作，负责组织制定医院的宣传工作计划，建立健全工作制度，定期布置工作任务。

3.深入基层，了解广大干部、职工的思想动态，分析总结出带有普遍性和倾向性的思想认识问题，及时向党委反映，并提出解决问题的建议。

4. 协助党委做好中心组学习的具体安排和落实工作，指导各党支部开展宣传教育工作。

5. 负责组织实施对外宣传工作，把好政治关、质量关。

6. 抓好本部门工作人员的思想建设、业务建设及作风建设。

7. 完成党委交办的其他工作任务，承办上级宣传部门和其他有关宣传工作的临时性任务。

副主任职责

1. 协助部长负责宣传部日常工作，受部长委托主持科室工作。

2. 兼任新闻中心主任，具体负责新闻中心工作。加强与新闻媒体的联系、沟通和合作，负责组织对外宣传报道，做好记者采访的接待工作，加强对外宣传策划，负责审核医院对外宣传的新闻通稿，实事求是地做好对外宣传报道，负责医院各种各类对外、对内宣传稿件的审核。

3. 兼任统战办公室主任，在上级统战部门的指导下，具体负责统一战线工作。

4. 兼任健康促进与教育办公室主任，打造宣传中医药知识及服务的平台，发挥医院专业优势，大力开展健康促进与教育服务。

5. 起草、撰写宣传工作的重要文书材料。

宣传干事职责

1. 在部门领导的指导下，负责医院对内和对外宣传项目、活动及计划的具体实施和落实。

2. 及时收集医院改革、管理与发展规划、临床高新技术、科研成果、特色医疗、优秀医务人员先进事迹、医院良好职业道德风范等方面的信息和稿件，并主动向上级提供有关资料及建议，撰写相关报道，第一时间向公众媒体、行业主管部门提供信息，在院报、网站、微博、微信等平台进行信息推送。

3. 深入临床一线，及时编写报道稿件，做好对外报道文稿审查工作，及时向新闻媒体进行推送。

4. 负责向媒体发布健康教育、节假日门急诊及义诊等各类信息，组织专家撰写科普稿件，向群众宣传卫生健康知识。

5. 负责接待媒体的新闻采访活动，配合记者做好嘉宾联系、专家约访、背景资料搜集等新闻宣传工作。

6. 加强与医院一线通讯员、临床一线医务人员、新闻媒体记者的联系，建立良好的工作关系，促进宣传工作有序、顺畅地进行。

7. 在部门领导的指导下，做好医院中心任务、重大节日、重大活动、突发事件的宣传工作。

8. 负责医院院报的组稿、编发等日常工作。

9. 负责医院官方微信及微博的主题策划、编辑更新工作。

10. 负责对宣传资料进行及时清理、归档、保存，负责对院内专家、通讯员、媒体记者进行发稿登记和稿酬发放。

11. 负责医院网站、院内多媒体播放系统的内容更新和维护工作。

12. 负责医院各类标识标牌的设计制作与安装。

13. 承担医院医、教、研、管理等重大活动的摄影、摄像；负责医院的形象片、宣传片等制片工作。

14. 负责检测网络舆情动态，及时整理上报。

15. 完成部门领导交办的其他各项任务。

部门职责

1. 在医院党委会领导下，认真贯彻落实党的组织路线和干部政策，制定加强和改进党的建设的具体措施和干部队伍建设规划。

2. 负责党委下属基层党组织的设置、调整和建设，督促检查党支部的换届选举情况；按规定及时调整、充实、健全党支部委员会。做好党员发展和预备党员转正工作。定期召开组织工作会议，督促检查各支部组织生活开展情况和民主集中制执行情况，开展"创先争优"活动。

3. 做好党员信息统计工作，及时维护和更新党员信息库，上报党内统计年报表；收缴、管理、使用党费和书写函调材料，接转党员组织关系；负责有关文件材料的立卷、归档工作；受理党员、干部的来信来访。

4. 制定党员教育计划，协同宣传部办好党校。深入调查、研究分析党员的思想状况，有针对性地抓好党员的教育、管理与监督，会同纪检部门抓好党风、党纪教育和党风廉政建设责任制的落实。

5. 根据医院党委的决定，负责全院中层干部的培育、选拔、管理、使用、调配和任免工作。

6. 健全干部队伍管理与评价机制，抓好干部岗位职责的落实，做好干部考核、评价，积极培养、选拔优秀中青年干部，夯实干部梯队基础，优化干部队伍结构。

7. 认真落实党的知识分子政策，做好各级、各类人才和有突出贡献专家的管理工作。

8. 负责干部出境出国政审，落实干部审查制度。

9. 按照国家和上级扶贫政策要求，做好精准扶贫工作。

10. 负责医院机构设置及岗位设置的整体规划，负责全院范围内的人事调配、人员交流等工作。

11. 制定年度人事工作计划，按要求做好公开招聘工作。

12. 负责专业技术职称的评聘工作，国家和上级部门人才计划推荐工作，根据医院人才需求，制定院内专项人才计划；负责工人的考核晋级工作。

13. 负责职工培养与人才开发工作，组织实施干部、管理人员及工勤人员的培训工作；督促相关职能部门落实专业技术人员的培训工作；做好继续教育审核备案工作。

14. 负责全院职工工资、酬金、劳保、福利及社会保障等相关工作。

15. 负责全院职工年度考核、考勤及奖、惩工作；负责年休假、停薪留职、长期病休、离岗退养、残疾人管理；根据政策做好伤、残、亡职工及遗属的抚恤工作；负责职工探亲路费报销核定。

16. 负责办理干部职工退（离）休、退职和自动离职等手续，做好离休干部有关政治、生活待遇的落实工作。

17. 统筹临时用工的使用计划，做好录用、合同签订及管理工作。

18. 负责年度法人年审工作。

19. 负责全院在编职工的人事档案管理和专业技术档案管理，做好职工信息库的建设、审核、更新、统计维护工作。

20. 完成上级部门和院领导交办的其他工作。

主任职责

1. 在医院党委和主管院领导的指导下，组织开展本部门各项工作。

2. 负责医院基层党组织建设的相关工作，确保党的路线、方针政策贯彻落实。

3. 按照党的建设总要求，负责开展以党员管理为主要内容的组织工作，保证党员队伍管理的正常运行。

4. 负责医院干部队伍建设，了解和掌握干部职工的思想政治素质、业务能力和技术水平，向医院党委提供培养、选拔、调配、任免的建议。

5. 根据医院学科、专业建设和人才培养工作需要，抓好人才培养工作，负责拟定人才队伍建设规划，做好优秀人才和高层次人才的引进、选拔及稳定工作。

6. 负责医院人事管理，制定并完善各项人事管理制度，执行好国家有关法律和政策。

7. 负责医院机构设置、岗位设置和编制管理工作。根据国家人事工作政策、制度和有关规定，按照医院整体发展规划，会同有关部门提出医院机构设置和岗位设置方案。

8. 合理配置医院人力资源，负责全院教职工的调配。

9. 面向社会为医院招聘高素质人才，做好人才储备工作，不断提高医院员工素质。

10. 根据国家职改有关政策，做好医院各类专业技术人员的职务资格评审、聘任工作。

11. 负责审阅并及时处理有关文件、报告，做好来访来信的接待处理工作。

12. 按时完成院领导交办的临时工作。

13. 副主任协助主任做好分管的工作。

党务干事职责

1. 负责起草和修订党建规划、制度，草拟基层党建年度工作计划、总结及相关党建材料。

2. 组织落实基层党组织换届选举、民主评议党员等党内工作。

3. 贯彻落实上级党组织有关文件、会议精神，跟踪汇报，推动、指导、检查基层党组织开展党建工作。

4. 负责党员发展、党员组织关系管理、党务信息系统管理、党报党刊征订、困难党员慰问、党费收缴管理等日常党务工作。

5. 完成上级领导交办的其他工作。

干部工作干事职责

1. 根据医院党委的决定，在部长的领导下，组织落实全院护士长以上干部的选拔、民主推荐、考察、呈报、公示、谈话等工作。

2. 起草有关干部工作文件及各项规章制度。

3. 抓好干部岗位职责的落实，建立干部实绩档案，负责干部情况的资料整理、更新、统计和呈报，并及时做好归档工作。

4. 制订干部培训计划，完成上级组织分配的干部轮训任务。

5. 做好干部考核工作，考核评价干部综合素质和履职能力，完善考核评价体系，保证考核工作全面、客观、公正，并运用好考核结果。

6. 做好干部审查工作，确定干部离退休条件，做好离退休干部政策的落实工作。

7. 配合纪委监察科查处党员、干部中的违纪、违法案件。

8. 完成上级交办的其他工作。

人事干事职责

1. 根据医院人员需求情况，组织好招聘信息的发布，筛选应聘人员简历，并通知筛选合格人员参加医院的笔试、面试和操作考核。发布录用通知并组织新进人员办理入职手续等相关工作。

2. 负责医院新进、职称晋升、职务变动、辞职、退休人员的岗位异动管理工作。

3. 负责医院新进人员、调动人员、退休人员的编制异动管理工作。

4. 负责医院职工的档案建立、更新与维护工作。

5. 做好新进员工岗前培训工作。

6. 负责每年度法人年审工作。

7. 负责医院考勤工作。

8. 负责人力资源管理系统的更新维护。

9. 完成上级交办的其他工作。

劳资干事职责

1. 在组织与人力资源部部长领导下，认真做好职工工资、福利、离退休管理工作，具体负责全院人员劳动工资、职工福利等工作。

2. 熟悉全院各类人员工资的构成情况，掌握政策，根据国家政策，及时做好职工工资的晋级和调整工作。

3. 负责全院考勤审核工作，负责办理职工请销假手续，根据出勤审核发放各类职工福利待遇，并会同相关部门实施奖惩细则。

4.负责全院聘用人员合同签订、续签的管理工作，对各科室提交的增加聘用用工人数和工资额进行审核，提出意见，上报部长审核。

5.负责办理院内和院外人事调出、调入人员的工资转移，对工资类别、级别、金额应核对准确。

6.负责全院退休、退职人员的手续办理工作。协同有关部门做好离退休职工的管理工作。

7.负责办理新入职职工的工资、福利起薪手续。

8.负责职工停薪留职办理手续及缴纳管理费工作。

9.负责在职职工、离退休职工去世后丧葬费、抚恤费、遗属补助费的发放管理工作。

10.负责全院工勤岗位人员岗位晋升报名审核，考试考核及待遇兑现工作。

11.负责全院职工劳动工资、福利统计等各类报表工作。

12.完成上级交办的其他工作。

社保干事职责

1.贯彻执行党和国家、省、市有关社会保险工作的方针、政策、法律、法规、规章等。

2.负责全院职工养老保险、医疗保险、工伤保险、生育保险、失业保险、职业年金的缴费工资基数核定与申报工作。

3.负责全院职工养老保险、医疗保险、工伤保险、生育保险、失业保险、职业年金的异动与转移工作。

4.负责全院人员生育津贴的申领，医保卡申领与发放，医疗异地安置办理，异地就诊医疗费用报销等工作。

5.负责办理全院退休人员的退休审批、养老金计发以及待遇调整工作。

6. 负责全院人员的工伤申报、认定，劳动能力鉴定，一次性伤残补助金申领等工作。

7. 完成上级交办的其他工作。

人才工作干事职责

1. 根据医院事业发展需要和医院中长期人才发展规划，拟定人才工作年度计划，并组织实施。

2. 根据医院党代会人才建设目标，拟定人才培养方案，开展职工继续教育与人才开发工作，拟定各级各类人员培训计划，按要求督促相关职能部门落实专业技术人员的培训工作。

3. 按照上级部门通知要求，开展各级各类人才项目的申报和推荐工作。

4. 按照国家和湖南省中医药管理局政策要求，开展中医药传承工作的申报、建设（培养）和管理工作。

5. 开展专业技术职称的评聘工作;组织卫生等系列以考代评的报名工作。

6. 按照上级政策和医院要求落实援疆援藏人才选派任务，协助国际合作与交流办公室开展援外选派工作;按政策落实援助人员规定待遇。

7. 移交职称评审、人才入选等各类人才档案材料。

8. 完成上级交办的其他工作。

人事档案干事职责

1. 贯彻执行档案工作的法律、法规和方针政策，建立健全医院有关档案管理的各项规章制度。

2. 负责医院人事档案的保存与使用。认真学习档案业务知识，不断提高业务水平，确保档案工作顺利完成。

3. 对所保存的档案资料进行科学的整理和保管，严格执行档案的收集、整理、归档制度。各类资料进出档案室，必须严格遵守登记制度、借还制度，机密资料、人事档案严防丢失，严防泄密事件的发生。

4. 档案室对档案的收集、分类、立卷、保管、利用等工作均按照湖南省档案局制定的标准执行，确保能通过档案局的达标验收。

5. 保证档案室的通风、透气、干燥，做好防湿、防虫蛀工作。

6. 负责进出档案室人员的管理，非工作人员未经批准，不得随便入内。

7. 严格管理档案室电器设备，严禁携带火种入室，任何人不准在档案室使用明火。

8. 加强档案室防盗管理，工作人员随手关窗锁门，节日、假期要特别加强防护，确保档案室安全。

9. 认真做好档案保管工作，定期检查和维护。

10. 承办领导交办的其他有关档案工作的任务。

党建工作岗位职责

五

党总支书记职责

党总支书记是党总支部委员会的主要负责人，在总支委员会的集体领导下，按照医院党委的统一部署和要求及总支党员大会、支委会决议，负责主持总支的日常工作。其主要职责是：

1. 在医院党委的领导下，围绕医院中心工作开展党建、文化宣传和思想政治工作，保证党和国家的方针政策及医院党委、行政各项重大决定的贯彻执行。

2. 负责党总支全面工作以及上级党组织交办的工作。根据上级要求，从医院工作实际出发，制定党总支年度工作计划，并负责组织实施。

3. 负责党总支党员的教育和管理。

（1）负责落实党总支成员的思想政治工作，督促党支部按要求开展组织生活。

（2）负责落实党员和职工政治学习、普法教育。

（3）负责落实党员和职工的医德医风、师德师风的教育和管理。

（4）负责教育党员切实履行党员义务，增强党性观念，遵守党的纪律，经常听取党员意见。

4. 负责党总支成员的发展和管理。

（1）根据上级党组织要求，制定年度培养、教育和发展计划。

（2）审核和掌握党支部入党积极分子的情况。按照党员条件，全面把握标准，加强对其入党动机、政治觉悟、在重大政治斗争中的态度、服务思想、工作能力、遵纪守法等方面的考察。

（3）有计划地做好发展新党员的工作。督促党支部严格履行入党手续，广泛听取各方面意见，充分讨论，确保发展质量。

（4）加强对预备党员的考察，督促党支部按照党员条件及时做好预备党员转正。

5. 配合医院做好干部的选拔、考核、奖惩工作。

6. 负责党总支范围内的统战及拥军优属工作。

7. 支持和指导分工会、团支部等群众组织开展工作。

8. 负责党总支文化建设及工作调研。

9. 负责指导党总支计划生育工作。

10. 完成上级交办的其他工作。

11. 党总支部副书记协书记助完成相关工作。

党支部书记职责

党支部书记是党支部委员会的主要负责人，在支部委员会的集体领导下，在党总支书记的指导下，按照医院党委的统一部署和要求及支部党员大会、支委会决议，负责主持党支部的日常工作。其主要职责是：

1. 全面主持党支部的工作，负责召集支部委员会和召开支部党员大会。结合本支部的具体情况，认真贯彻执行党的路线、方针、政策和上级党组织的决议、决定，保证本支部各项工作的完成。研究安排支部工作，将支部工作中的重大问题，及时提交支部委员会和支部党员大会讨论决定，制定支部工作计划并组织实施。

2. 了解掌握本支部人员的思想、工作和学习情况，发现问题及时解决，适时调整思想政治工作的内容和形式，做好经常性的思想政治工作。把握好本单位的舆论导向，预防各类事件发生，做好稳定工作。

3. 抓好党支部自身建设和党员干部队伍的组织建设，调动党员和群众的积极性、主动性和创造性，增强党支部的创造力、凝聚力和战斗力。认真做好党员发展工作，及时吸收优秀积极分子加入党组织，做好后备干部的推荐和考察培养工作。

4. 抓好党员和干部队伍的作风建设，教育和监督党员切实履行党员义务，增强党性观念，遵守党的纪律。制定、完善和实施党风廉政建设的各项规章制度，加强廉政勤政、职业道德教育，提高党员干部队伍素质，自觉遵纪守法，廉洁从政行医，不断提高解决自身问题的能力。

5. 督促检查支部工作计划、决定的执行情况，并定期向支部委员会、支部党员大会和医院党委报告工作。

6. 加强同党支部委员和行政、业务负责人的交流，保持密切联系，支持医疗、教学、科研、管理、服务等工作，协调支部范围内党、政、工、团的关系，充分调动各方面的积极性。

7. 加强对群团组织和统战工作的领导和指导，帮助其按照各自章程和任务开展工作，发挥群团组织和统战工作的作用，加强中心文化建设，努力构建和谐医院。

8. 严格党的组织生活制度，召开以汇报思想、工作和学习情况为主要内容的组织生活会，建立健全保持共产党员先进性教育的长效机制，落实党支部建设相关内容。

9. 深入基层，调查研究，密切联系群众，经常了解、掌握党员的思想、工作、学习情况，倾听意见和建议，有针对性地做好工作，化解矛盾，促进团结和谐。

10. 完成上级交办的其他工作任务。

11. 党支部副书记协书记助完成相关工作。

组织委员职责

党支部组织委员在支部委员会的集体领导下，负责支部的组织工作。其主要职责是：

1. 了解和掌握支部的组织状况，根据需要提出党小组的划分和调整意见。检查和督促党小组过好组织生活，并按照上级党委的布置，积极做好支部换届改选的准备工作。

2. 了解和掌握党员的思想状况，协助宣传委员、纪律委员对党员进行思想教育和纪律教育，关心党员学习、工作和生活。

3. 做好发展党员工作，了解、掌握入党积极分子情况，负责积极分子及预备党员的培养、教育和考察工作。制定切实可行的发展党员的工作计划，办理接收新党员、预备党员转正的有关手续。

4. 做好党员的管理工作，组织评选优秀党员，做好党员鉴定，编制党员名册，定期完成党员统计工作，负责转接党员组织关系、收缴党费等工作。

5. 负责本支部党建工作经费的管理，并定期向本支部党员公布党建工作经费使用情况。督促本支部党员做好积分登记工作，建立党员积分档案，根据计分标准和计算办法，按月进行登记与管理。

6. 协助支部书记搞好民主评议党员工作，组织开展"创先争优"活动，搜集、整理党员和支部的模范事迹，向支委会提出表扬、奖励党员建议。

7. 完成支部书记交办的其他工作。

宣传委员职责

党支部宣传委员在支部委员会的集体领导下，负责支部的宣传工作。其主要职责是：

1. 了解掌握党员和群众的思想状况，根据不同时期党的工作重心和任务及上级党委的指示，宣传党的路线、方针、政策，提出宣传教育工作的计划和意见。

2. 组织党员学习党的基本理论、基本知识和时事政策，组织党课学习，做好思想政治和意识形态工作。

3. 围绕医院的中心工作，开展多种形式的宣传教育活动，宣传先进典型，活跃党员和群众的文化体育生活。

4. 充分利用广播、电视、黑板报、自媒体等宣传工具，办好支部的宣传阵地，推进支部文化建设，协助书记做好支部所辖科室和人员的自媒体管理。

5. 完成支部书记交办的其他工作。

纪律检查委员职责

党支部纪律检查委员在支部委员会的集体领导下，负责支部的纪律检查工作。其主要职责是：

1. 负责党支部的作风建设，做好经常性的党性、党风、党纪教育工作，不断提高党员遵纪守法的自觉性，防止和纠正不正之风。

2. 做好保障和维护党员民主权利的工作，引导党员按照党章的规定，自觉履行党员义务，正确行使民主权利。

3. 做好加强党内监督，严格党的纪律工作，检查党员执行党章和党纪情况，按规定调查、处理党员违反党的章程、党的纪律的案件。

4. 负责受理党员和群众的来信来访、党员的控告和申诉，考察了解受处分党员改正错误的情况，对其进行针对性的教育、帮助。

5. 经常向支部委员会和上级纪律检查委员会汇报和反映本单位党风党纪的情况和本单位纪律检查工作的情况。

6. 完成支部书记交办的其他工作。

统战委员职责

党支部统战委员在支部委员会的集体领导下，负责支部的统战工作。其主要职责是：

1. 对党员进行党的统战政策教育，提高党员做好统战工作的自觉性。

2. 经常了解统战对象的政治思想、工作表现、业务能力等情况，做好对他们的安排、使用和培养工作。

3. 经常与统战对象保持联系，倾听他们的意见和要求，帮助他们解决问题。

4. 做好统战政策的落实工作，经常向支部委员会和上级党组织汇报本支部统战工作的情况。

5. 完成支部书记交办的其他工作。

群工委员职责

党支部群工委员在支部委员会的集体领导下，分管工会、共青团、妇联等群众组织的工作。主要职责有：

1. 了解掌握群众的思想动态、建议和要求，了解职工生活中普遍关心关注的热点难点问题，向党委会提出解决问题的方案。

2. 关注青年职工思想动态，对青年职工进行思想政治教育，做好党委密切联系青年职工工作，指导团组织开展工作，通过组织有益活动，陶冶高尚情操，提高团员和青年职工的思想素质。

3. 关注女职工群体的权利和利益诉求，帮助争取和维护女职工的合法权益，指导组织女职工开展活动。

4. 指导工会组织开展群众喜闻乐见、积极健康的文化体育活动，丰富党员、职工的业余生活。

5. 支持群众团体发挥作用，关心维护群众利益，组织开展帮困扶贫活动。

6. 完成支部书记交办的其他工作。

青年委员职责

党支部青年委员在支部委员会的集体领导下，负责支部的青年工作。其主要职责有：

1. 认真贯彻执行上级机关和党支部关于共青团工作的指示和要求，围绕党的中心工作，指导团支部加强自身建设，充分发挥其党的助手作用。

2. 指导团支部加强对团员和青年的政治思想教育，结合青年的特点，开展团支部的各种活动。

3. 教育团员和青年努力学习党的路线、方针、政策，学习现代科学文化知识，热爱本职工作，精通业务，积极为现代化建设做贡献。

4. 做好基层"党建带团建"的有关工作，对团组织的"推优"工作给予指导，推荐优秀团员作为党的发展对象。

5. 完成支部书记交办的其他工作任务。

纪委监察科工作职责

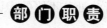

部 门 职 责

纪委工作职责

在医院党委和上级纪委的领导下，全面落实监督执纪问责职责。主要职责如下：

1. 检查医院贯彻落实党的路线、方针、政策和医院重大决策部署的情况。

2. 监督党员干部特别是关键岗位、重要人员履职和用权情况。

3. 开展党纪教育，推进廉政文化建设，筑牢党员干部拒腐防变的思想道德和法纪防线。

4. 开展作风督查，促进医院严格落实中央八项规定。

5. 完善反腐倡廉制度规范，构建系统化防治腐败工作制度体系。

6. 依纪依法查办案件，坚决惩治腐败行为。

监察科工作职责

1. 根据《中华人民共和国监察法》，行使医院范围内行政监察职能，全面落实监督调查处置。

2. 监督检查医院监察对象贯彻执行国家法律、法规和医院的决议、决定、规章制度等情况。

3. 协助配合医院纪委抓好党风廉政建设。

4.加强内部管理与队伍建设，结合本院的实际，完善科内工作制度，明确职责要求，规范内部工作流程，确保党风廉政建设和反腐败工作各项任务的顺利完成。

5.多渠道和多形式开展反腐倡廉宣传教育活动，推进廉政文化，努力提高全院职工的拒腐防变能力。

6.受理对监察对象违反行政纪律行为的检举、控告并组织调查处理。

7.负责受理监察对象对行政处分不服的申诉，保护监察对象的合法权益。

8.依法依规对医院人员招聘引进、职称评审、评先评优、招标采购、项目评审等工作进行监督。

9.完成医院领导和上级交办的其他工作。

综合办公室工作职责

1.负责收集有关纪检监察工作的方针、政策和重要工作部署，并及时传达学习。依法依纪，实事求是，秉公办理，严守纪律，保守秘密，敢于同不正之风和违规违纪行为做斗争。

2.及时准确地做好各类信息的汇总、统计和上报工作。

3.承担医院纪委、监察科日常事务性工作，保管并按规定使用纪委、监察科印章。

4.起草和制定纪委、监察科的各类计划、总结、报告等文稿；负责以纪委、监察科名义发出的文件、简报。

5.负责上级纪检监察刊物、学习资料的征订、分发；负责档案的管理和使用；负责各类会议的组织、筹备和记录工作。

6.接待并受理职责范围内的信访、检举、控告、申诉，做好对各类问题线索的调查处理。负责受理监察对象对行政处分不服的申诉，保护监察对象的合法权益。

7.开展反腐倡廉宣传教育活动，推进廉政文化，努力提高全院职工的拒腐防变能力。

8.构建党风廉政建设制度体系。

9.完成领导交办的其他工作。

监督调查办公室工作职责

1.认真学习贯彻纪检监察工作方针、政策、依法依纪，实事求是，秉公办理，严守纪律，保守秘密，敢于同不正之风和违规违纪行为做斗争。

2.全面落实监督调查处置职责。

3.对党风廉政建设情况进行监督检查。

4.全面做好医院日常监督及专项检查等工作。依法依规对医院人员招聘引进、职称评审、评先评优、招标采购、项目评审等工作进行监督。

5.监督党员干部、重点岗位、重要人员履职用权情况。

6.开展作风督查，促进医院严格落实中央八项规定精神。

7.依纪依法依规查办案件。

8.完成领导交办的其他工作。

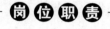

纪委副书记职责

1.在医院纪委书记领导下负责医院纪检监察日常工作。

2.根据医院中心工作和上级纪委监察部门工作部署，制定工作计划，并组织实施。

3.协助纪委书记做好党风廉政建设及反腐败工作，全面落实监督执纪问责职责。

4.围绕医院中心工作对医院职务权力和职业权力进行监督，发现问题，提出建设性建议。

5. 组织开展反腐倡廉宣传教育活动，推进廉政文化建设，努力提高全院职工的拒腐防变能力。

6. 负责做好本部门人员政治、业务学习和教育管理工作，提高纪检监察干部的综合素质和业务水平。

7. 完成上级纪委监察部门和医院领导交办的其他相关工作。

监察科科长职责

1. 在医院纪委书记、副书记领导下负责科室日常工作，全面落实监督调查处置。

2. 根据医院中心工作和上级纪检监察部门工作部署，制定工作计划，并组织实施。

3. 协助纪委书记、副书记做好党风廉政建设及反腐败工作。

4. 协助纪委书记、副书记围绕医院中心工作对医院职务权力和职业权力进行监督，发现问题，提出建设性建议。

5. 协助纪委书记、副书记组织开展反腐倡廉宣传教育活动，推进廉政文化建设，努力提高全院职工的拒腐防变能力。

6. 受理对监察对象违反行政纪律行为的检举、控告并组织调查处理。

7. 负责受理监察对象对行政处分不服的申诉，保护监察对象的合法权益。

8. 组织业务学习和理论研究，提高纪检监察干部的综合素质和业务水平。

9. 完成上级纪检监察部门和医院领导交办的其他相关工作。

纪委监察科综合办公室主任职责

1. 在纪委书记、副书记和监察科科长领导下，认真学习贯彻纪检监察工作方针、政策，依法依纪，实事求是，秉公办理，严守纪律，保守秘密，敢于同不正之风和违规违纪行为做斗争。

2. 做好纪委、监察科日常事务性工作，负责纪委、监察科各类文稿的起草及各种信息的汇总、统计和上报工作。

3. 接待并受理职责范围内的信访、检举、控告、申诉，做好对各类问题线索的调查处理。负责受理监察对象对行政处分不服的申诉，保护监察对象的合法权益。

4. 开展反腐倡廉宣传教育活动，推进廉政文化建设，努力提高全院职工的拒腐防变能力。

5. 构建党风廉政建设制度体系。

6. 深入实际，调查研究，对纪检监察工作提出建设性意见和建议。

7. 完成领导交办的其他工作。

纪委监察科监督调查办公室主任职责

1. 在纪委书记、副书记和监察科科长领导下，认真学习贯彻纪检监察工作方针、政策，依法依纪，实事求是，秉公办理，严守纪律，保守秘密，敢于同不正之风和违规违纪行为做斗争。

2. 全面落实监督调查处置职责。

3. 对党风廉政建设情况进行监督检查。

4. 全面做好医院日常监督及专项检查等工作。依法依规对医院人员招聘引进、职称评审、评先评优、招标采购、项目评审等工作进行监督。

5. 监督医院贯彻落实党的路线、方针、政策和医院重大决策部署的情况。

6. 监督党员干部、重点岗位、重要人员履职用权情况。

7. 开展作风督查，促进医院严格落实中央八项规定精神。

8. 依纪依法依规查办案件。

9. 深入实际，调查研究，对纪检监察工作提出建设性意见和建议。

10. 完成领导交办的其他有关工作。

督导办公室工作职责

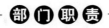

部门职责

1. 负责督导检查医院重大决策、重要文件、重要会议、重要工作部署和重要决定事项的贯彻落实情况。

2. 负责对医院重要专项工作和临时性工作任务进行督促检查。

3. 负责督促做好在医院班子民主生活会、职代会、大讨论等会议中收集的职工意见和建议的整改落实工作。

4. 牵头做好专题调研工作并形成具体意见供医院决策参考。

5. 做好医院管理效能、行风建设和机关作风的督导检查工作。

6. 负责做好医院领导交办事项的督促落实。

工会工作职责

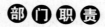

部 门 职 责

工会委员会职责

医院工会委员会是在党委领导下的职工自愿结合的工人阶级群众组织，是党联系职工群众的桥梁和纽带，是全院职工代表大会的办事机构，其主要职责是：

1. 执行医院职工代表大会的决议和上级工会的决定，主持医院工会的日常工作。

2. 代表和组织职工依照法律规定，通过职工代表大会和其他形式，参与医院的民主管理和民主监督，维护职工的正当权益，反映他们的合理要求，为他们排忧解难。

3. 负责医院职工代表大会的日常工作，检查、监督职工代表大会决议的执行。

4. 组织职工开展劳动竞赛，提合理化建议等，总结推广经验。

5. 对职工进行思想政治教育，组织职工开展健康向上、有益身心健康的多种文化、娱乐、体育活动。

6. 协助行政做好职工劳动保险、劳动保护工作，办好职工集体福利事业，改善职工生活，力所能及地为职工办实事，办好事。

7.搞好工会组织建设，健全民主制度，建立和发展工会积极分子队伍，做好新会员的接收工作、教育工作。

8.收好、管好、用好会员经费，管理好工会财产。

工会经审委员会职责

1.经审委员会在医院工会委员会的领导下，对工会各项经费收支和财产管理进行审查监督，促进增收节支、合理使用经费，保证工会预算和财务计划的实现，全面完成工会的各项任务。

2.经审委员会对工会的预算编制实行事前监督、日常监督和事后监督三种形式，以保证工会经费的合理使用，发现问题及时纠正。

3.协助工会收好、管好、用好工会经费，管好工会财产，监督工会认真贯彻党和政府的财经法规、政策和纪律。

4.监督工会定期公布账目，发扬财务民主、实行财务公开，检查工会对职工代表大会上做出的财务工作决议的贯彻执行情况，以保证更好地为职工群众服务，为医院发展服务。

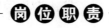

岗位职责

工会副主席职责

1.在医院党委和上级工会组织的领导下，协助主席主持工会日常工作。

2.组织院工会委员、分工会（直属工会小组）主席（组长），学习党的路线、方针、政策，传达上级工会精神，提高政策理论水平和业务能力，充分发挥职工的积极性和工会的桥梁纽带作用。

3. 根据工会章程和职代会条例的规定，协助工会主席做好工会会员大会和职工代表大会的筹备组织工作，以及职代会闭会期间的日常工作。

4. 组织职工积极参与医院的民主管理工作，及时向各级党政领导反映群众意见和要求，维护职工的根本利益。

5. 组织开展医德医风教育等促进职工队伍建设的竞赛活动，并做好评先表彰，先进经验的总结、推广工作。

6. 负责女工委员会工作，配合计生办做好计划生育政策宣传及女工特殊利益的保护工作。

7. 深入基层，调查研究，听取职工对精神生活的意见和要求，开展丰富多彩的文化体育活动。

8. 负责院工会财务工作的审核、福利物资的采购和保管工作。

9. 做好院工会工作计划、总结，并负责组织实施、督促检查、总结交流工作。

10. 完成医院领导和工会主席交办的其他工作。

工会出纳职责

1. 贯彻执行国家有关现金管理的法规、政策和制度。

2. 严格遵守工会财务规章制度、财务资产管理办法和福利费使用管理办法。

3. 根据会计凭证办理现金收支，填制银行收、付票据，负责银行票据结算等业务。

4. 严格支票、空白收据的管理。不准签发"空白"支票，不准将银行账户出租、出借给任何单位和个人。

5. 严格执行银行的有关规定，办理转账、结账等业务。按规定定额提取库存现金，用于支付零星开支。

6. 将收取的现金及时送存银行，不得坐支现金，不得白条抵库。

7. 登记现金日记账，并于每天进行盘库，做到账实相符。

8. 及时向银行索取对账单和日记账进行核对，保证账款相符，发现问题及时向领导汇报。

9. 协助工会专职副主席做好各项活动准备工作和办公室日常工作。

10. 完成领导交办的其他工作。

工会会计职责

1. 贯彻执行《工会法》《会计法》及有关财务法规和政策。

2. 严格遵守工会财务规章制度、会计核算制度、财务资产管理制度及福利费使用管理办法。

3. 根据财务制度的规定，严格审核各类原始凭证，经审核无误后，填制记账凭证。

4. 记账凭证的填制要完整、数字准确、情况真实、账目清楚，内容摘要要求简洁、清楚，并负责财务印章的管理。

5. 严格遵守财经纪律，保证凭证、账簿报表、核算资料的真实性和准确性，保证各项资金、财产增减变动及财务收支的合法性。

6. 做好季度、年度经费报表，年度的预算、决算报表，进行财务分析，加强管理和增收节支。

7. 全面、准确、完整、真实地反映各方面的会计资料，及时为领导决策提供准确可靠的会计信息。

8. 收好、管好、用好工会经费和福利费。做到账目日清月结，定期公布账目，接受经费审查委员会和会员的监督。

9. 协助工会专职副主席搞好财产管理和办公室日常工作。

10. 完成领导交办的其他工作。

分工会主席职责

1. 贯彻落实医院党委和工会的决议和工作要求，围绕医院的中心工作，根据职工的意愿，独立自主地开展各项活动。

2. 组织职工结合形势学习政治理论，对职工进行党的路线、方针、政策教育。

3. 协助完成职工代表大会的工作。负责组织本分会代表的提案征集工作，传达贯彻职工代表大会精神，组织职工积极参与医院的民主管理和政务公开工作。

4. 关心职工生活，了解和掌握职工家庭生活情况，帮助他们解决后顾之忧，做好对分工会住院职工、去世职工直系亲属等的慰问工作。

5. 深入工会小组调查研究，听取职工意见和建议，及时向医院党政或院工会领导反馈信息，做领导与职工联系的桥梁。

6. 定期召开分会委员会议，讨论决定有关重要事宜。

工会女工委员职责

1. 维护女职工的合法权益，根据女职工的特点开展工作。

2. 组织女职工积极参加各类业务学习，不断提高综合素质。

3. 努力做好女职工思想政治工作，引导其正确处理好恋爱、婚姻、家庭等关系。

4. 组织女职工积极参加医院民主管理，不断提高女职工参政议政的能力。

5. 维护女职工的合法权益，经常调研与女职工切身利益有关的特殊问题，及时反映女职工的意见和要求。

6. 关心女职工身心健康，组织开展各类文体活动。

7. 建立健全女职工劳动保护制度和保护措施，协调有关部门定期对女职工进行健康普查。

工会文体干事职责

1. 制订工会年度文体活动计划，并组织实施。

2. 关心职工身心健康，组织开展有利于增强职工体质、活跃职工业余生活的文体活动。

3. 带领工会会员积极参加医院工会的一切文体活动。

4. 负责各项活动人员的选拔、培训、参与等组织工作。

5. 加强院内、院外的文体活动交流，增进友谊，提高素质。

工会小组长职责

1. 配合党支部开展群众性思想政治工作，了解和掌握职工的思想情况。

2. 组织职工参加业务学习，不断提高职工的理论、工作水平和创新能力。

3. 积极组织职工参加医院民主管理，充分发挥本组职工代表的作用，为医院的改革和发展献计出力。

4. 关心职工生活，掌握职工家庭生活状况，帮助职工解决生活中的实际困难，慰问生活困难、因病住院等职工。

5. 热心为职工说话办事，维护职工合法权益。

6. 组织职工开展有益于身心健康的文体活动，丰富业余文化生活。

7. 建立健全工会小组活动制度。做好活动资料存档与保管工作。

8. 完成上级工会交办的其他工作。

计划生育专干职责

1. 负责全院职工准生证、流动人口证的审核查验以及办理。

2. 每月底及时向街道、社区上交报表，准确上报全院的计划生育情况。

3. 负责对所有新进人员身份证、户口本、结婚证的查验及其所有信息的详细登记和管理，负责办理离院人员的计划生育关系移交等手续，并及时建档上报街道办事处。

4. 定期对所有孕产妇进行电话回访。

5. 每年 6 月 1 日前完成在职职工独生子女费的发放以及安康保险相关工作。

6. 每年 10 月份前完成全院妇科普查工作。

团委工作职责

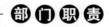

1. 在医院党委的领导下，负责全院团员青年的思想政治工作和团委的日常工作。

2. 组织团员青年认真学习马列主义、毛泽东思想、邓小平理论、"三个代表"重要思想、科学发展观和习近平新时代中国特色社会主义思想，不断提高团员青年的思想素质、政治觉悟和理论水平，为团员青年的成长成才和医院的改革发展提供有效的服务。

3. 按照《中国共产主义青年团章程》的要求，加强团委、基层团组织的建设，指导基层团组织开展工作，抓好团干部队伍建设。

4. 围绕医院中心工作制定团的工作计划，并定期督察、落实、总结汇报。

5. 开展学习型团组织的创建，关心团员、青年的成长成才，负责向党组织推荐优秀团员作为考察对象及发展对象。

6. 代表和维护团员青年的合法权益，及时了解和反映团员青年的思想状况和要求，关心他们的工作、学习和生活。

7. 积极开展形式多样、有教育意义、健康向上的文体活动，丰富医院文化氛围和团员青年的业余生活。

8. 完成医院党委和上级团委交办的其他工作。

岗位职责

团委书记职责

1. 全面负责医院团委工作，认真贯彻医院党委及上级团委的决议。

2. 传达医院党委和上级团委的决议和指示，经常向医院党委和上级团委汇报工作，反映情况并且和各有关方面取得联系。

3. 根据医院党委及上级团委的指示，带领团委一班人从团支部实际出发研究和计划团支部的工作，认真学习、努力工作，做到分工合理，职责分明，团结协作，互帮互助。

4. 经常注意掌握团员、青年的工作、思想和学习方面的情况，并且及时研究处理。

5. 完成医院党委、上级团委交办的临时性工作任务。

6. 团委副书记协助书记完成相关工作，并做好分管工作。

团委组织委员职责

1. 负责团的组织建设及团活动经费管理工作。

2. 了解培养青年积极分子的情况，做好团员推优工作。

3. 掌握团员的模范事迹和遵守团的纪律情况，建议支部委员会根据情况进行表扬、批评和处分。

4. 对团员进行组织性、纪律性的教育，督促和指导团小组过好组织生活。

5. 负责团员管理、团员统计、新团员编组、收缴团费、接转团员组织关系和超龄团员离团等工作。

6. 负责团的活动经费收支管理，做好活动经费预算及账目明细定期公布等相关工作。

7. 完成医院党委及团委临时交办的其他工作。

团委宣传委员职责

1. 负责团的学习和宣传工作。

2. 组织和领导团内外青年学习马克思列宁主义、毛泽东思想、邓小平理论、"三个代表"重要思想、科学发展观、习近平新时代中国特色社会主义思想，学习党的方针、政策和国内外时事。

3. 根据党的指示，在各项工作中开展宣传鼓动工作，向团支部反映团内外青年的思想情况和要求，并且研究解决方法。

4. 加强宣传队伍建设，按照医院党委和团委要求，在各项工作中正确把握舆论导向，做好宣传鼓动工作。

5. 负责组织团组织的各项活动宣传，组织、引导和指导团员青年勤动笔，积极向团的刊物、院报、青年网、新闻网等投稿，利用好各宣传媒体，不断扩大宣传阵营。

团委文体委员职责

1. 根据医院团委总体安排，结合医院工作特点，组织医院职工开展各种文体活动，丰富职工业余文化生活。

2. 调动医院文体积极分子的积极性，鼓励他们带头参加学校、医院、科室组织的一些文化、体育活动。

3. 负责安排重大节日的庆祝活动。

4. 完成医院党委及团委交办的其他工作。

医务社工部工作职责

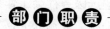

部门职责

医务社工部负责医务社会工作专业服务开展、管理、研究和医院志愿者服务规划和管理，其具体职责如下：

1. 关注病人的社会属性，把握病人的社会心理因素，解决因疾病产生的社会问题，负责病人和家属在接受预防、医疗、康复等健康照顾过程中所需医护技术之外的社会服务工作。

2. 加强医院社会工作的发展内涵，引进社会领域的工作机制，实现医院、患方、社会三方互动，构建适应现代医务发展的开放式体制。

3. 负责院内外志愿者的组织与管理工作。具体内容包括：志愿者招募、志愿者培训、志愿者服务组织、志愿者督导、志愿者评估、志愿者激励、志愿服务评估以及医院志愿者服务项目的推进与开展。

4. 负责管理慈善救助项目，进行医疗救助资格审查。链接社会资源，管理社会对医院的捐赠事宜等。

5. 负责开展医院医务社工服务和社会专业服务的课题研究工作。协助培养医务社会工作专业硕士研究生，承接研究生和本科生实习工作。

主任职责

1. 在医院党政的领导下，配合各科室医疗需要，负责医务社会工作部的组织管理工作，确定总体任务目标，编制和实施医务社会工作部建设规划和年度计划。

2. 配合人事部门招聘，遴选医务社会工作部工作人员。

3. 负责所属各级员工的训练、督导及考核。

4. 负责与医院各科室及院外社区的密切合作，拓展医务社会工作和志愿者服务。

5. 负责与有关部门之间进行协调及联络。

6. 负责与社会有关机构及爱心慈善事业人士联系。

7. 负责部门预算与收支审定。

8. 负责申请与审核社工部内部所需物品的领取。

9. 负责所有医务社会工作部公文的拟批。

医务社工职责

1. 负责志愿者的招募、培训、管理和评估等日常管理工作。

2. 个案工作，以一对一的形式为有需要的病人及家属提供情绪疏导、心理支持、解疑释惑和信息提供等服务。

3. 小组工作，以小组（团体）形式为病人、家属及医护人员提供专业的心理支持、信息支持和康复干预等服务，并鼓励服务对象进行经验分享。

4. 病房探访工作，根据需要前往病区，对住院病人进行探视，并及时了解病人需求、心理情绪反应、所遭遇困难和对医疗机构及医护人员的感受等，根据病人需求提供服务。

5.信息支持，向病人及其家属提供医疗、康复和照顾资源相关的信息，以及健康与疾病预防等信息。

6.沟通协调，配合医护人员的治疗工作，协助医护人员了解病人及其家属的信息，促进医患沟通。

7.公益慈善，联合院内外相关部门及机构、企事业单位为贫困病人群体提供资助，开展面向群众的健康教育和健康促进活动。

8.资源链接，开发和整合社会资源，参与社会资源的募集工作，帮助经济困难的病人做专业评估，定期对工作程序、服务质量进行总结及评估，调整服务方案，优化服务结构，促进服务效果。

9.对外宣传，根据国家、省、市关于推广和落实医务社会工作的有关精神，积极开展服务领域拓展及服务推广工作，宣传社会工作理念，弘扬志愿服务精神。

10.办公室日常管理工作，完成主任指定的部分行政业务及临时交办事项。

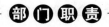

1. 认真贯彻执行党和国家、省委省政府关于离退休职工工作的方针、政策以及医院的有关规定，积极维护离退休职工的合法权益，认真做好离退休职工政治、生活"两项待遇"的落实工作。

2. 制定离退休办工作年度计划和具体落实措施。

3. 负责离退休职工福利的发放工作。

4. 负责组织开展适宜离退休职工身心健康的文体活动和参观学习活动，陶冶情操，丰富老同志生活。

5. 负责做好离退休职工的慰问、探望工作，关心老同志的困难和疾苦，为老同志排忧解难。

6. 负责做好离退休职工的来信来访，经常性地开展调查研究，广泛听取意见，掌握新情况、新问题，及时反馈，妥善处理，给领导当好参谋，做好深入细致的思想工作。

7. 负责做好离退休职工的丧事处理和善后工作。

8. 负责做好离退休人员的日常管理和服务工作。

岗位职责

主任职责

1. 在医院党委和主管院领导的领导下，负责离退休工作办公室全面工作。

2. 认真贯彻执行党和国家、省委省政府关于离退休职工工作的方针、政策以及医院的有关规定，积极维护离退休职工的合法权益，认真做好离退休职工政治、生活"两项待遇"的落实工作。

3. 负责组织开展适宜离退休职工身心健康的文体活动和参观学习活动，陶冶情操，丰富老同志生活。

4. 负责做好离退休职工的慰问、探望工作。关心老同志的困难和疾苦，为老同志排忧解难。

5. 负责做好离退休职工的来信来访。经常性地开展调查研究，广泛听取意见，掌握新情况、新问题，及时反馈，妥善处理，给领导当好参谋，做好深入细致的思想工作。

6. 协助做好医院关工委工作。

7. 负责做好离退休职工的丧事处理和善后工作。

8. 负责制订本科的年度工作计划和具体落实措施。

9. 负责做好本科人员的政治理论学习和业务学习，不断提高政策水平和业务能力，牢固树立为离退休人员服务和奉献的意识。

10. 积极完成院领导交办的其他工作。

干事职责

1. 认真做好离退休人员的日常管理和服务工作。

2. 经常走访看望高龄、患病、孤寡、空巢老同志，切实掌握老同志的真实情况，帮助他们排忧解难，并及时向科主任汇报老同志的情况。

3. 协助科主任做好新退休人员的接收工作。

4. 协助落实政策规定的退休人员各种待遇，发放退休人员节日及其他各项福利。

5. 协助领导及时看望、慰问患病住院的老同志，并做好重大节日的慰问工作。

6. 协助科主任组织老同志参加各种会议和各种文体、参观、学习等活动。

7. 协助科主任做好离退休职工的丧事处理和善后工作。

8. 协助科主任做好院外老同志的来信来函处理工作。

9. 完成领导交办的其他工作。

第四章 行政部门职责

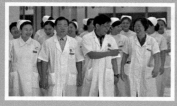
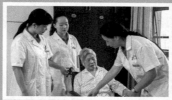
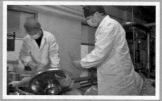
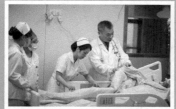
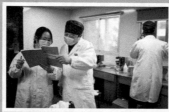

医务部工作职责

部门职责

医务部工作职责

1. 在主管院长领导下，负责全院医疗工作和医务行政工作的组织管理。

2. 负责全院医疗核心制度的落实，负责限制性医疗技术的日常管理和新技术、新项目的管理。

3. 深入各临床医疗、医技科室了解情况，定期分析各项医疗业务指标完成和中医药运用情况。

4. 对医疗纠纷进行调查，组织讨论，及时向院领导提出处理意见。积极组织医疗纠纷相关科室参加省、市医学会鉴定会及司法诉讼等。做好医疗投诉的接待及医疗纠纷的处理工作。协助各科室积极防范并正确处理医疗纠纷，处理医疗投诉来信、来访等。负责实施高危手术的院级谈话。

5. 建立健全技术人员的技术档案，组织医师定期考核，协助做好卫生技术人员的晋升、奖惩、调配工作。

6. 负责协调各临床医疗、医技科室和护理部门之间的医疗业务关系，协调并裁决科室间医疗方面的争执问题。

7. 负责组织全院危急重症病人的抢救和院内、外会诊等相关工作。负责救护车的调度和管理。

8. 负责全院行风建设管理。

9. 负责全院放、辐射质量与安全的管理工作。

10. 参与现代医院管理，配合有关科室修改和制定临床与医技科室主任绩效考核相关指标和考核评定工作。

11. 负责医师电子化信息维护管理工作。

12. 负责总住院医师的管理。

13. 负责全院传染病、死亡病例管理。

14. 负责食源性疾病管理。

15. 负责妇幼工作管理。

16. 负责主持处理突发公共卫生事件及院内突发紧急意外。

17. 负责全院应急救助基金的管理。

18. 负责全省中医药专长绝技的收集整理工作。

19. 负责湖南省中医基本公共卫生服务项目：0 ～ 36 个月儿童中医药健康管理服务的技术指导与督导。

20. 负责 120 急救中心及胸痛中心、卒中中心、房颤中心的管理工作。

21. 负责执业医师的报考、注册、变更等相关工作，负责执业医师资格考试实践技能考试的考官安排等工作，负责处方权权限考试、审核发放等相关工作。

22. 负责全省干部的中医药保健服务。

23. 负责医院对口支援工作的管理。

24. 负责医院远程会诊中心的管理。

行风办工作职责

1. 负责全院的行风工作，对医务人员医德医风、行风建设等工作进行监督、检查和指导。

2. 根据上级文件精神及行风建设工作情况，提出加强行风建设、纠正行业不正之风的意见，制定行风建设年度工作计划和总结。

3. 负责组织开展行风建设专项治理、民主行风评议，调查行风建设过程中的苗头性、倾向性问题，为行风建设领导小组制定工作计划提供依据。

4. 负责医德医风教育和考评工作的实施，每月定期约谈投诉率排名前三的医师。

5. 负责定期组织医德医风民主座谈会，广泛征求各方意见，及时调整行风建设措施，从源头上治理和预防行业不正之风。

6. 设立医德医风投诉箱，定期开箱，收集各方投诉意见；涉及医院重大问题向院领导汇报，涉及科室和相关人员与科室进行沟通并提出反馈意见和督促整改措施落实。

7. 督促科室对病人赠送的锦旗、牌匾、公开表扬信、感谢信进行统一登记，红包礼金按照规定处理。

医疗安全办公室工作职责

1. 负责本院医疗纠纷及投诉的接待及处置工作，组织本院医疗安全委员会专家及法律顾问对相关病例进行讨论，形成处理意见，并向主管院领导汇报。

2. 负责卫生行政部门、信访部门等政府部门移交的医疗纠纷及投诉，组织材料并进行汇报。

3. 根据医学会、司法鉴定中心、长沙市医疗纠纷人民调解委员会及人民法院的要求，提供鉴定及诉讼所需的相关材料，并进行相关的答辩工作。

4. 组织医疗安全委员会专家，根据相关法律法规及医院相关管理制度，形成对医疗纠纷当事人及相关科室的处理意见，并上报院务会，对较大医疗纠纷进行通报。

5. 负责医疗纠纷档案的整理、归档及保管工作。

6. 负责全院高风险手术及治疗前谈话。

7. 负责全院医务人员的医疗安全相关法律法规及医疗纠纷防范处置培训。

8. 完成上级领导交办的其他工作。

干部保健科工作职责

1. 遵照《湖南省直干部医疗保健工作考核评分标准（试行）》，落实医院干部保健管理制度和考核评分标准，为保健对象提供最优质的服务。

2. 保健对象来院就医，按湖南省《医疗保健证》服务手册中的各项承诺提供优待优先服务，热情接待，联系并安排门诊、住院、健康体检等事宜。

3. 定期组织对干部医疗病房开展行政查房及工作督查，及时了解和掌握干部门诊及病房的医疗、护理质量以及保健相关政策制度落实情况，并提出整改意见。

4. 协调保健专家参与院内、省内外保健对象的医疗会诊和医疗救治工作，及时向上级领导请示报告。

5. 认真选派医护人员担负省保健委员会办公室下达的随行保健任务，做好任务前培训和准备工作，严格遵循安全保密制度。

6. 落实保健对象健康体检及健康档案管理工作，严格执行保密规定。

7. 做好院内、外各级部门之间的协调联系工作，确保干部医疗保健工作优质、高效、便捷。

8. 结合保健对象人群需求，组织开展多种形式的中医药健康保健活动及健康教育宣传。

9. 注重干部保健人才培养及队伍建设，每年有计划选送医护人员外出进修学习。

10. 组织保健医护人员参加政治学习、业务培训，完成技术考核等工作。

11. 完成保健对象日报、月报、年报和重点保健对象病情的报送工作。

12. 配合省保健委员会办公室，对保健专家进行管理。

13. 合理合规使用省保健委员会下拨的专项经费。

14. 完成上级保健部门和有关领导临时交办的各项工作任务。

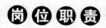

主任职责

1. 在主管院长领导下，坚持中医为主的办院方针，组织实施全院医疗业务质量与安全管理。

2. 负责全院医疗核心制度的落实，限制性医疗技术的日常管理和新技术、新项目的管理。

3. 深入各临床医疗、医技科室了解情况，定期分析各种医疗业务指标完成情况。

4. 对医疗纠纷进行调查，组织讨论，及时向院领导提出处理意见。组织医疗纠纷相关科室参加省、市医学会鉴定会及司法诉讼等。做好医疗投诉的接待及医疗纠纷的处理工作，及时向院长、分管院领导汇报，并提出处理意见。协助各科室积极防范并正确处理医疗纠纷。处理医疗投诉等的来信、来访。负责实施高危手术的院级谈话。

5. 建立健全技术人员的技术档案。协助做好卫生技术人员的晋升、奖惩、调配工作。

6. 负责协调各种临床医疗、医技科室和护理部门之间的医疗业务关系，协调并裁决科室间医疗方面的争执问题。

7. 负责组织全院危急重症病人的抢救和院内、外会诊等相关工作。

8. 负责全院放、辐射质量与安全的管理工作。

9. 参与现代医院管理，配合有关科室修改和制定临床与医技科室主任绩效考核相关指标和考核评定工作。

10. 负责全院传染病管理。

11. 负责应急救助基金的管理。

12. 负责全省中医药专长绝技的收集整理工作。

13. 负责全省公卫项目：0～36个月儿童中医药健康管理服务的技术指导与督导。

14. 执业医师的报考、注册、变更等相关工作。执业医师资格考试实践技能考试的考官安排等工作。

15. 作为省级干部保健基地，负责全省干部的中医药保健服务。

16. 负责医院对口支援医院的管理。

17. 医院远程会诊中心的管理。

18. 负责医院医德医风建设考评和制度建设。

19. 负责医院医疗业务检查，配合省、市和区部门依法执业督导，督促相关科室执行督导意见，撰写整改报告回复上级部门。

20. 负责爱婴医院管理和妇幼工作管理。

21. 副主任协助主任做好分管的工作。

医务干事职责

1. 在医务部部长的领导下，承担医院医疗运行管理与质量控制工作，为临床科室高效运行及良性发展提供支持。

2. 在医务部部长的指导下，针对分管工作制定质量控制体系及工作流程，并持续督导落实。

3. 及时传达上级卫生行政管理部门的政策法规、文件精神及上级领导的指示，制定制度、拿出举措并确保落实到位。

4. 协调解决临床科室医疗工作中自身无法有效解决的困难问题。

5. 及时发现临床医疗工作中存在的问题，在医务部部长的指导下进行有效整改。

6. 主动学习先进管理经验，不断提升医疗管理质量和效率。

7. 积极配合其他部门及同事工作，为医院高效运转提供支持。

8. 维护病人正当权益，为其提供相关咨询、医疗安全办、病历调阅审批等服务。

9. 组织医务人员积极参与医疗救援、社会公益等活动，提升医院社会影响力。

10. 根据精准扶贫、分级诊疗及医联体建设要求，为基层医院提供院外会诊等支持。

11. 完成上级领导交代的各项工作。

应急办干事职责

1. 组织医院应急演练。

2. 对接省应急办，参与省应急演练。

3. 负责应急人员管理、应急资产管理工作。

4. 负责应急专项财务报告和总结撰写。

妇幼干事职责

1. 负责医院新进人员爱婴医院产筛培训，开展艾滋病、梅毒和乙肝相关知识培训，制定妇幼相关政策文件。

2. 负责医院打击"两非"工作，产前筛查、新生儿疾病筛查，免费艾滋病、梅毒和乙肝检测，围生期保健、出生医学证明，孕产妇地中海贫血项目筛查，孕妇学校的管理和母婴保健技术服务执业许可证的校验办理。

3. 配合省、市和区卫生部门依法执业检查，督促相关科室执行督导意见、撰写整改报告回复上级部门。

4. 医院妇幼信息报送，安排妇幼人员外出培训和参加会议。

放辐射工作干事职责

1. 负责本院放射诊疗工作人员的职业健康管理工作，建立职业健康监护档案、个人剂量监测档案和放射防护培训档案，并妥善保存。

2. 每两年安排放辐射工作人员进行职业健康体检，每季度对放辐射工作人员进行个人剂量检测，针对异常结果及时进行调查并处理。

3. 负责全员放辐射工作人员的辐射安全培训（每4年进行一次培训），委托检测机构对本院放射诊疗设备进行年度性能与防护检测。

4. 每年进行放射诊疗工作场所、放射性同位素储存场所和防护设施检测，保证辐射水平符合有关规定或标准。

传染病管理科干事职责

1. 制定院内死亡病例、传染病疫情、突发公共卫生事件监测与报告管理工作制度并组织落实。

2. 制定传染病院内感染控制与人员防护工作制度并组织落实。

3. 制定院内预检、分诊制度并组织落实。

4. 按有关规定收集、核实、汇总与报告发生在医院内的传染病疫情及突发公共卫生事件。

5. 指导、督促医院预检分诊点、门急诊、传染科、儿科等相关科室落实监测与报告工作。

6. 按照有关规定做好就诊的结核病人的管理及转诊等工作。

7. 配合疾病预防控制中心、卫生监督机构开展流行病学调查、标本采集、消毒等疫情处理工作。

8. 接受有关传染病及突发公共卫生事件防控知识的培训。

9. 组织学习传染病及突发公共卫生事件防治有关法律法规与文件。

10. 传染病疫情网络直报人员，按照上级管理部门要求，负责及时准确上报甲类、乙类传染病卡。

11. 负责及时准确上报《死亡医学证明（推断）书》。

12. 按照疾控中心要求及时上报《肠道报表》《不明原因肺炎病例监测月报告》《疟疾疑似病例、临床诊断病例和疟原虫血检登记表》《麻疹、AFP、乙脑、流脑病例旬报表》《艾滋病抗体检测月统计直报表》《艾滋病抗体检测月统计实验室样品监测量表》《传染病疫情及死亡病例报告》《人群梅毒筛查和转介报表》《疫情报告统计表》《传染病疫情与死亡证明推断书的查房》《传染病疫情及死亡病例月报》等相关材料。

13. 完成卫生行政部门和疾控中心交付的其他有关工作。

行风办干事职责

1. 负责医院医德医风建设考评和制度建设。

2. 定期检查医德医风投诉信箱。

3. 组织约谈相关医务人员。

医疗安全办主任职责

1. 全面负责医院医疗风险控制工作，制定医院各临床科室预防、处理医疗纠纷的具体措施。

2. 接受各临床科室工作人员的汇报或医患关系办公室的通报，及时参与全院医疗纠纷的处理工作，必要时负责向病人及家属做出解释。

3. 对医疗纠纷中涉及本学科专业的医疗行为有无过错及该过错与损害结果间有无因果关系做出判断。

4. 负责指定相关临床科室参加医疗鉴定或司法诉讼的人员并指导其工作。

5. 负责案情的调查、取证、核实、协商和探望病人及解释、答复等工作。

6. 对投诉案件7天内进行调查核实，并答复病人。

7. 与相关科室主任及相关人员共同探讨分析案情，提出答复意见。

8. 负责与患方的联系，组织、安排科室与患方的沟通会，对患方提出的问题给予答复。

9. 经常深入各临床科室，访视病人，了解病人需求，发现医疗隐患。将案件处理情况及分析及时录入"医疗纠纷信息库"，以保全信息资料。

医疗安全干事职责

1. 制定、完善医疗安全不良事件管理办法。

2. 深入临床医技科室，指导监督预防医疗安全不良事件措施落实。协助主任制定预防和处理医疗纠纷的预案。

3. 定期组织院内医务人员接受医疗安全警示教育，邀请国内、省内医疗安全工作专家对院内医务人员进行相关法律法规讲座，增强院内职工法律、法规、部门规章制度意识。

4. 接待病人的投诉，及时调解、调查、处理医疗纠纷。

5. 负责受理临床医技科室医疗安全不良事件报告的登记。

6. 参与调查，处理医疗纠纷过程中的医患双方协商、鉴定、诉讼活动；配合医学会完成医疗纠纷、医疗事故鉴定工作；配合司法部门完成进入诉讼程序的医疗纠纷司法鉴定，组织书写答辩材料，参加出庭应诉工作。

7. 负责组织医院医疗安全委员会专家对医疗纠纷案例的讨论鉴定。

8. 负责对发生医疗纠纷或违反《条例》规定的责任人提出处理意见，报院长、主管院长批准后执行。

9. 及时总结医疗争议的情况，向院长、主管院长、医务部主任、相关职能部门和业务科室提出处理和减少医疗纠纷的合理化建议。

干部保健科主任职责

1. 在党政一把手和主管院领导的领导下，在湖南省保健委员会办公室指导下，负责基地医院干部医疗保健业务和行政管理工作。

2. 按照上级部门的工作部署与要求，拟定基地医院干部医疗保健工作计划，经主管院领导审批后实施。

3. 建立和修订干部保健工作制度、流程和工作考核评分标准，完善内部工作人员职责。

4. 落实保健工作制度，做好保健对象的门诊、住院、会诊、抢救、转院、体检、随访、健康教育、随行保健等工作的组织协调及后勤保障工作，为保健对象提供优质服务。

5. 根据保健对象需求，组织开展形式多样的中医药健康保健活动。

6. 及时传达贯彻、督促落实省保健委员会办公室等上级主管部门布置的工作，并及时汇报工作开展情况。

7. 配合省保健委员会办公室，定期组织专家分析会，根据保健对象的健康状况及时调整和修订预防措施和治疗方案。

8. 对省保健委员会办公室下拨的项目经费使用实行监管。

9. 认真做好干部保健工作各种信息数据的采集、统计及分析，使各类数据客观真实，上报及时有效。

10. 组织申报、遴选、送审省保健委科研课题。

11. 完成上级保健部门和有关领导临时交办的各项工作。

12. 定期对基地工作进行总结，召开保健工作人员会议，开展思想政治学习和业务培训，不断提高服务能力和管理水平。

干部保健科干事职责

1. 在干部保健科主任的领导下，全面开展干部保健科各项相关工作。

2. 做好干部保健科日常行政工作及院内各部门沟通联络工作。

3. 按照湖南省《医疗保健证》服务手册要求落实干部保健对象门诊、住院、手术、会诊、抢救、转院、健康体检、后续健康管理等工作。

4. 完成上级下达的随行执行保健任务人员的安排、派遣工作，做好人员政审和培训、物资准备工作。

5. 参与各种中医药健康保健活动的组织与实施。

6. 负责干部保健对象各类信息的收集、汇总及上报工作。

7. 参加干部病房医疗、护理质量督查工作，检查保健工作制度落实情况。

8. 组织基地保健医务人员参加上级部门举行的干部保健会议、学术讲座、各种技能培训等；根据年度计划，选送基地医护人员外出进修、学习。

9. 协助保健科研课题的申报、遴选工作，持续跟进课题执行情况。

10. 配合完成保健工作年度迎检、考核工作。

11. 按照财务制度，合理合规使用省保健委员会下拨的专项经费。

12. 协助完成上级领导交办的各项临时性工作任务。

质控科工作职责

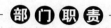

1. 在院长和主管副院长的领导下，制定医院质量管理计划、方案、措施，并具体组织、实施医院质量管理工作。建立健全三级医疗质量管理网络。进一步强化医院质控管理，实现由基础质控模式向全院大质控模式转变。

2. 负责对医院全程医疗服务质量进行考核，进一步督促落实医疗核心制度，确保医疗质量持续改进。

3. 定期深入全院各科室进行质量管理工作检查，监督落实各临床科室质量控制的落实情况，质量管理工作应有文字记录。

4. 组织开展全院病历质控工作，配合对纠纷病例进行调查、分析、改进。

5. 定期参加业务大查房、制度查房、夜查房，掌握第一手资料，不断提高医疗质量和管理水平。

6. 定期做好全院医疗质量信息收集、统计、分析及反馈工作，并通报质量管理最新动态、质量检查情况及分析讲评，依据评价结果，向院领导提出质量改进建议，为医院管理决策提供信息，考评结果与绩效相关，与评优、奖惩相结合。

7. 负责落实全省中医病案质量控制中心相关工作，带动全省中医病历质量稳步提升，做好国家公立三级医院绩效评价相关工作。

8. 履行伦理审查质量管理职责，定期检查及评估所有与人体研究受试者保护相关的部门的工作质量。

9. 负责质控工作的来信、来访的接待和处理工作。

主任职责

1. 在院长领导下，具体组织实施全院临床医疗、医技等质量管理工作。

2. 负责拟定医院全程医疗质量管理实施方案，并组织督促、检查及考核，按时总结汇报。

3. 深入各科室了解医疗质量情况，及时掌握在临床中暴露出的医疗质量缺陷，深刻剖析，提出整改意见，督促各科室对照医疗质量标准自查，制定达标方案。

4. 负责落实全省中医病案质控中心工作，配合做好医院绩效评价工作。

5. 负责全院质控员培训工作。

6. 完成院领导交办的其他相关工作。

干事职责

1. 在科主任的领导下，具体协助做好全院医疗质控质量工作。

2. 利用医院质量管理网络开展质量控制工作，不断完善院级质量控制方案。

3. 协助科主任制订医疗质量标准，建设医疗质量标准化体系。

4. 协助组织开展全院性医疗质量教育，贯彻落实全面医疗质量管理思想。

5. 对各项医疗工作制度的落实情况进行检查、考核、反馈，提出整改意见并督促落实，确保基本医疗质量。

6. 及时了解并掌握在临床中暴露出的医疗质量缺陷，深刻剖析，并及时整改。

7. 加强自身建设，不断学习医疗质量控制新技术、新方法，总结医疗质量管理经验。

8. 完成医院规定或科主任下达的其他任务。

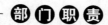

1. 确定护理部工作的理念、宗旨、职能。

2. 负责全院护理行政管理及业务管理，完成与医院医疗、教学、科研等相关的护理工作任务。

3. 根据医院发展规划及年度计划，制定护理部、重点专科、科研等中长期规划和年度计划，确定工作目标和工作内容，经主管院领导审批后组织实施。

4. 根据医院功能、任务及规模，设置临床护理岗位，遵循以人为本、能级对应、结构合理、动态调整的原则，按照护理岗位的任务、所需业务技术水平、实际护理工作量等要素科学、合理调配护理人力资源。根据具体情况，向医院提出护理人员的调动、奖惩、聘任、晋级及任免的意见和建议。

5. 建立并落实各项护理工作制度、各级护理人员岗位职责，制定突发事件应急预案。有明确的护理管理目标及月、季护理工作重点，对护理人员实施目标管理和绩效考核。

6. 制定并组织实施具有中医特色的护理质量控制与评价标准，定期检查、评价、分析、讲评、反馈全院护理工作质量，制定整改措施并督促落实，促进护理质量持续改进。

7. 制定并不断完善中西医护理常规及护理技术操作规程，督促护理人员运用整体观辨证施护，为病人提供中医特色护理、个性化护理及整体护理，充分彰显中医护理特色优势。

8. 组织中医护理学术及宣传义诊活动，推广应用中医特色护理技术，不断挖掘、整理、创新中医护理技术项目，拓展项目应用范围，做好疗效评价。

9. 健全各种会议制度。定期或不定期召开护理部部务会、护理工作专题会、护理质量和安全分析会、护士长例会和全院护士大会，及时传达各级卫生、中医药行政部门、医院等相关会议和文件精神，确保各项工作任务的贯彻与落实。

10. 定期深入临床一线，指导护士长解决具体问题；组织全院护理行政查房、业务教学查房、会诊、科间定期交叉检查和不定期抽查，对护士长护理管理质量进行督导和定期评价。

11. 关心全院护理人员思想、工作、学习和生活情况，帮助解决实际问题；根据护理工作的特点和护士的需要，积极创造良好的工作氛围和环境，充分调动护理人员的工作积极性。

12. 制定并实施各级护理人员培训管理制度，落实岗前培训、规范化培训、层级培训、专科培训、继续护理学教育及护理管理干部岗位培训，加强医院中医护理人才建设和人才培养。强化中西医护理基本知识、基本理论、基本技能的学习与培训，定期组织考试考核，以提升护理队伍的综合素质及专业水平。

13. 组织开展护理教学工作，制定并落实教学和临床带教计划，负责护生实习、研究生临床轮转及护理人员进修管理。遴选教学师资，定期组织教学质量评估，不断提高教学水平。

14. 掌握本专业领域的国内外发展动态，定期组织学术讲座，积极开展新业务、新技术。根据医院和专科发展需要，制定护理科研计划，鼓励护理人员积极参与护理科研及撰写科研论文，促进护理学科建设与发展。

15. 负责护理人员执业注册及护理文件档案管理，严格遵守保密制度。

16. 协调护理与医院行政、后勤、医技等各部门相互合作的有关事宜，建立健全支持保障系统，采取有效措施尽可能减少病房护士从事非护理工作，保证护理工作协调、高效运转。

17. 处理与护理有关的投诉、纠纷及差错事故，对门诊、住院病人的回访建议及时进行反馈整改。

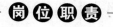

岗位职责

主任职责

1. 在院长及分管院长领导下，带领护理部全体成员认真做好全院护理行政及护理业务管理工作。

2. 拟定护理工作中长期规划和年度工作计划，经分管院长、院长审批后组织实施。

3. 全面了解国内外护理发展动态，参与医院各项改革，积极推动中医护理学科发展。

4. 建立并组织实施具有中医特色的护理质量控制与评价标准，定期进行检查、评价、分析、讲评、通报和监督整改，促进护理质量持续改进。

5. 建立健全并组织落实各项护理制度、各种疾病的中西医护理常规、护理服务流程、护理人员岗位职责，合理调配护理人力资源。

6. 深入科室，对危重病人和疑难病人的护理进行指导。督促护理人员运用中医整体观念，对病人进行辨证施护，为病人提供中医特色护理。推广和运用中医传统技术，彰显中医护理特色优势，不断提高中医护理水平。

7. 督促护理人员严格执行医院感染控制制度。

8. 负责制定并组织落实护理人员在职教育目标与培训计划。组织全院护理人员参加中西医护理理论、护理操作技术及专科护理技术培训。领导和组织开展中西医护理科研，拓展新业务、学习新技术，不断提高学术水平和服务质量。

9. 建立健全护理人员绩效考核制度。根据护理工作量、护理工作难易程度、护理质量、病人满意度等要素对护理单元及护理管理人员进行绩效考评。

主持护士聘用及业务技术考核工作,并向医院提出护理人员晋升、晋级、调动、奖励、处罚等意见。

10. 对护理人员进行医德医风和职业素质教育,引导护理人员合理规划职业生涯。掌握护理人员工作、生活、思想、学习情况。协调后勤部门解决护士生活上有关问题,充分调动护理人员的工作积极性。

11. 制定并落实临床教学带教计划。

12. 定期或不定期召开护理部部务会、护士长例会等。

副主任/科护士长职责

1. 协助护理部主任工作,并负责护理部主任指定的相关工作。

2. 结合分管病区/科室情况制定并组织实施护理工作计划,及时传达、布置医院和护理部下达的各项工作任务,督促和指导护士长工作。

3. 对分管病区/科室护理工作质量进行督导检查,召开护理质量分析和讨论会,发现问题及时汇报与整改,并进行效果追踪。

4. 深入分管病区/科室参加晨会,督导危重病人的护理工作,协助解决疑难复杂护理问题,参与并指导分管病区护理新技术、新业务的开展。

5. 参加科主任查房,组织分管病区/科室护理查房、业务学习和疑难病例护理会诊,共同处理工作中的疑难问题。

6. 督促分管病区/科室护理人员运用中医整体观念,对病人进行辨证施护,为病人提供中医特色护理。推广和运用中医传统技术,彰显中医护理特色优势,不断提高中医护理水平。

7. 督促分管病区/科室护理人员严格执行医院感染控制制度。

8. 制定、实施分管病区/科室护士在职培训计划。根据临床专科护理发展和专科护理岗位的需要,开展专科护理培训,提高专科护理业务技能水平。

9. 评价与考核分管病区/科室护士长工作,并将考核结果作为护士长绩效考核与评优的依据之一。

10. 负责分管病区 / 科室内护士人力资源的临时调配，关心分管病区 / 科室护士思想、工作、学习、生活情况，及时提供相关帮助。

11. 加强与各病区 / 科室的沟通与协调。

干事职责

1. 在护理部主任领导下开展工作，负责护理部日常行政工作。

2. 负责护理部有关资料的书写、打印、分发等工作，做好资料的收集、分类、登记、保管、存档。

3. 负责护理部与科室之间的信息沟通，做好协调管理工作，积极完成临时性、突发性任务，了解护士学科发展动态，向主任提供信息资料。

4. 热情接待来访人员，做好协调、记录并及时反馈。

5. 参与护理质量管理，定期整理相关资料，制作护理通讯，及时反馈，并妥善保管。

6. 协助组织实施全院护理人员中西医护理理论及技能的培训与考核，落实新护士岗前培训和青年护士院内轮转计划的实施。

7. 负责安排护理夜间总值班和节假日值班，发现问题及时协助处理解决，保障护理工作质量及安全。

8. 定期参加教学查房、业务学习，做好记录及整理。

9. 做好护士长例会、护理质量与安全分析会、护理部部务会等各项会议准备，整理会议记录，协助落实会议精神。

10. 负责护士执业注册（首次 / 延续 / 变更）及管理工作。

11 协助实习、进修、见习护士的教学安排、考核等管理工作。

12. 负责来访、来电、来信的处理工作，做好协调、记录并及时反馈。

13. 负责护理部日常用品的申请、保管和管理工作。

14. 按质按量完成领导交办的其他工作。

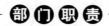

1. 医院感染管理科为医院感染管理委员会的常设办事机构，具体负责医院感染预防与控制的管理和业务工作。

2. 负责拟定医院感染管理工作计划，提交医院感染管理委员会审定后，组织实施；依据国家医院感染管理相关法律、法规、规章和规范，负责拟定医院感染管理工作制度，并对落实情况进行检查和指导。

3. 开展医院感染发病情况监测、环境卫生学监测，针对医院感染高危人群、高危因素、重点科室及多重耐药菌感染进行目标性监测，对监测信息进行统计、分析及通报，针对存在的问题提出控制措施并指导实施。

4. 定期督查了解临床科室清洁、消毒灭菌、隔离、手卫生、无菌操作技术等执行情况，对临床科室医院感染管理质量进行监督与绩效考核。

5. 发生医院感染暴发流行时，及时向医院感染管理委员会以及相关卫生行政部门报告；组织人员进行现场采样和流行病学调查，迅速采取控制措施。

6. 对消毒药械，一次性使用医疗器械、器具相关证明进行审核，对其储存、使用及用后处置情况进行监督。

7. 参与医院临床抗菌药物的应用管理。

8. 定期开展预防与控制医院感染的培训工作，对医务人员职业卫生安全防护工作提供指导。

9. 指导、督查医院医疗废物分类、收集、运送、暂存情况。

10. 协助进行传染病管理，预防和控制传染病在医院内的传播。

11. 积极开展医院感染预防与控制研究工作。

12. 完成医院感染管理委员会交办的其他工作。

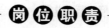

岗位职责

主任职责

1. 在医院感染管理委员会及分管院长领导下，带领全体成员认真做好医院感染管理行政和业务工作。

2. 拟定医院感染管理工作计划、培训计划及监测计划，经医院感染委员会审定后组织实施、总结、考评。

3. 组织贯彻实施有关医院感染管理政策及法规。

4. 建立健全并组织落实医院感染管理制度、防控措施、实施方案，并提交医院感染管理委员会审定，主持日常的监督实施工作。

5. 建立并组织实施医院感染质量控制和评价标准，定期组织人员检查、评价、分析和监督整改，促进医院感染防控质量持续改进。

6. 依据《医院感染管理办法》《医院感染监测规范》要求，组织专职人员开展医院感染监测工作，发现问题及时制定整改措施。

7. 负责对医院发生的医院感染暴发流行原因进行调查分析，提出控制措施，并组织实施。

8. 掌握全院医院感染相关信息，定期分析、总结和汇总，形成《医院感染质控简报》，向全院公示。

9. 定期向分管院长及医院感染管理委员会汇报医院感染管理和监控情况。

10. 负责对消毒药械和一次性使用医疗器械、器具的三证审核,并对储存、使用及用后处理进行监督。

11. 依据医院感染相关要求,对医院医疗建筑用房布局、图纸设计提出建设性意见。

12. 及时与相关部门沟通,协调处理医院感染相关工作。

13. 了解国内外医院感染管理新进展,结合临床开展培训和科研工作。

医院感染管理科医师职责

1. 在科主任领导下,做好有关医院感染的各项工作。

2. 负责医院感染病例监测、多重耐药菌监测,掌握医院感染的流行趋势,发现医院感染流行趋势和暴发流行时,报告科主任并进行流行病学调查,制定控制措施。

3. 负责对医务人员进行医院感染诊断标准、感染预防与控制、抗菌药物合理使用等知识与技能的培训和考核。

4. 参加危重感染病例会诊、临床合理用药点评等工作。

5. 参加医院感染管理各项制度的制定,负责对临床无菌技术操作、手卫生及相关制度落实进行监督检查、指导。

6. 参与环境卫生学及消毒灭菌效果的采样监测工作。

7. 对医务人员有关预防医院感染的职业卫生安全防护工作提供指导。

8. 开展医院感染预防与控制相关研究工作。

9. 积极参加在职教育与培训(每两年参加省级及以上专业培训至少一次),不断提高感染控制能力和管理水平。

10. 完成科主任安排的相关事务性工作。

医院感染管理科护士职责

1. 在科主任领导下，做好有关医院感染的各项工作。

2. 负责医院感染病例监测、多重耐药菌监测，掌握医院感染的危险因素，所管科室发现医院感染流行趋势和暴发流行时，报告科主任并进行流行病学调查，参与制定控制措施。

3. 参与医院感染管理各项制度的制定，对医院的清洁、消毒灭菌与隔离、无菌操作技术、医疗废物管理、手卫生等工作进行监督并提供指导。

4. 负责环境卫生学及消毒灭菌效果的采样监测，发现问题及时分析并报告，制定控制措施。

5. 负责对医务人员进行消毒灭菌隔离、手卫生及医疗废物管理等相关知识与技能的培训和考核。

6. 对医务人员有关预防医院感染的职业卫生安全防护工作提供指导。

7. 积极参加在职教育与培训（每两年参加省级及以上专业培训至少一次），不断提高感染控制能力和管理水平。

8. 开展医院感染预防控制相关研究工作。

9. 完成科主任安排的相关事务性工作。

各相关科室医院感染管理职责

临床、医技科室医院感染管理小组职责

1. 在医院感染管理委员会的领导和医院感染管理科的指导下，按照《病区医院感染管理规范》等工作要求，负责本科室医院感染管理的各项工作。

2. 根据本科室医院感染的特点，开展风险评估，制定本科室医院感染管理规章制度、标准、流程，并组织实施。

3. 负责本科室工作人员医院感染管理知识和技能的培训和考核。

4. 做好本科室的医院感染监测工作，及时处理医院感染预警信息，定期对科室感染防控工作的落实情况进行自查、分析，发现问题及时改进。

5. 结合本科室多重耐药菌感染及细菌耐药情况，落实医院抗菌药物管理的相关规定。

6. 督促本科室医务人员严格执行无菌技术操作，规范落实消毒隔离制度。

7. 落实标准预防的各项措施，严格执行手卫生制度。

8. 按规定进行环境卫生学及消毒灭菌效果监测，切实做好病人、陪护、探视人员的卫生学管理及健教工作。

9. 严格执行《医疗卫生机构医疗废物管理办法》和《医疗废物管理条例》，监督、检查本科室医疗废物的管理。

10. 接受医院的监督、检查与指导，落实医院感染管理持续改进措施，评价效果，做好相应记录。

医务部医院感染管理职责

1. 督促、指导医师和医技人员严格遵守有关控制医院感染的各项法律法规和制度。

2. 协助组织医师和医技人员参加预防和控制医院感染知识及技能的培训。

3. 督促、指导医师和医技人员严格执行无菌技术操作规范、合理应用抗菌药物等。

4. 发生医院感染流行或暴发、医疗废物泄漏等事件时，统筹协调组织相关科室、部门开展感染调查与控制工作；根据需要进行医师人力调配；组织对病人的治疗和善后处理。

护理部医院感染管理职责

1. 督促、指导护理人员严格遵守无菌操作技术、消毒灭菌、隔离、手卫生等有关控制医院感染的各项法律法规和制度。

2. 协助组织全院护理人员参加预防、控制医院感染知识的培训。

3. 发生医院感染流行或暴发趋势时，根据需要进行护理人力调配，协助进行流行病学调查与医院感染控制工作。

药学部医院感染管理职责

1. 负责抗菌药物的临床应用管理和不良反应监测，及时为临床提供抗菌药物使用信息。

2. 督促临床医务人员严格执行《抗菌药物临床应用管理办法》的相关规定，定期检查并总结、分析和通报全院合理用药和抗菌药物使用情况。

3. 开展合理用药培训，指导医务人员合理使用抗菌药物，对不合理用药及时提出改进意见。

4. 根据医院感染管理相关要求，负责对全院消毒灭菌剂进行统一招标、集中采购。按照国家有关规定进行采购索证、进货时质量验收，严把验证准入和质量关，并指定专人妥善保管、建立登记账册，接受医院监督检查。

医学检验和病理中心医院感染管理职责

1. 负责医院感染常规微生物学监测。

2. 开展医院感染病原微生物的培养、分离鉴定、药敏试验及特殊病原体的耐药性监测，每季度总结、分析，并将资料及时向医院感染管理科报备，定期向全院公布。

3. 发生医院感染流行或暴发时，承担相关监测工作。

资产装备部医院感染管理职责

1. 根据医院感染管理相关要求，负责对全院消毒灭菌设备、一次性无菌医疗器械进行统一招标、集中采购。按照国家有关规定进行采购索证、进货时质量验收，严把验证准入和质量关，并指定专人妥善保管、建立登记账册，接受医院监督检查。

2. 在临床科室使用一次性无菌医疗器械发生不良反应、感染或其他异常情况时，应立即通知供货公司或生产厂家，并积极配合相关调查工作。

3. 负责对临床使用的大型消毒灭菌设备进行定期维护、保养并记录。

后勤保障部医院感染管理职责

1. 负责组织和监督医院医疗废物的分类收集、运送、临时储存与转运交接工作，工作要求符合国家相关规定。

2. 对洗涤公司的工作进行监督管理，符合《医院医用织物洗涤消毒技术规范》（WS/T 508-2016）。做到洁污分开，专车、专线运输，不得在病房、走廊等处清点污衣、被服等。

3. 负责院内保洁工作，对保洁员清洁、消毒等工作进行监督和指导。

4. 负责组织全院保洁人员参加医院感染相关知识的培训。

5. 发生医院感染流行或暴发事件时，负责相关人员的调配。

6. 负责食堂的卫生管理工作，符合《中华人民共和国食品卫生法》要求。

7. 负责全院污水的处理、排放工作，符合国家"污水排放标准"要求。

动力中心医院感染管理职责

保障污水处理站、中央空调新风系统、锅炉等设施与设备的正常运行。

基建房产科医院感染管理职责

在新建、改建、扩建与医疗相关的医院建筑时，应遵循《综合医院建设标准》，符合有关卫生学标准及预防医院感染的要求，充分听取医院感染管理科意见。

临床、医技科室主任医院感染管理职责

1. 全面负责本科室医院感染管理预防与控制工作。

2. 组织本科室人员定期开展医院感染管理小组活动，召开医院感染质量控制专题讨论，促进质量持续改进。

3. 督促临床医生合理使用抗菌药物。

4. 从预防医院感染管理角度改进诊疗技术。

5. 督促临床医师认真落实行为屏障，规范诊疗活动，如无菌技术操作。

6. 掌握本科室医院感染发病情况，发现疑似医院感染暴发时，应积极采取有效措施及时控制感染流行，同时立即向医院感染管理科及分管院长报告。

护士长医院感染管理职责

1. 管理并监督执行本科室的消毒灭菌和隔离措施。

2. 督促监控护士做好本科室的医院感染监测工作。指导本科室人员正确、合理使用消毒剂和消毒器械，消毒灭菌合格率达 100%。

3. 负责一次性无菌医疗用品的管理。正确处置医疗废物。

4. 监督本科室医务人员严格执行无菌技术操作规程和消毒隔离制度，落实标准预防措施，做好职业防护等工作。

5. 发现疑似医院感染暴发苗头，立即向医院感染管理科报告，并配合科主任采取有效措施及时控制感染流行。

兼职监控员医院感染管理职责

1. 负责落实本科室医院感染管理的各项工作，根据本科室医院感染的特点，制定管理制度，经科室质控小组审定后组织实施。

2. 对医院感染病例及感染环节进行监测，采取有效措施，降低医院感染发病率；发现有医院感染流行趋势时，及时报告科主任、护士长及医院感染管理科，并积极协助调查。

3. 负责本科室医务人员医院感染防控知识及技能培训。

4. 督促本科室人员严格执行无菌操作技术规程、消毒隔离、手卫生制度。

5. 做好对病人、保洁员、陪护、探视者的卫生学管理和健教工作。

医务人员医院感染管理职责

1. 严格执行并落实医院及本病区医院感染管理相关制度。

2. 积极参加医院感染管理相关知识和技能的培训。

3. 按照医院的要求开展医院感染的监测，掌握医院感染诊断标准，及时处理预警信息。

4. 了解本病区、本专业相关医院感染特点，包括感染率、感染部位、感染病原体及多重耐药菌感染情况；发现医院感染病例，及时送病原学检验及药敏试验，查找感染源、感染途径，控制蔓延，积极治疗病人，如实上报；发现有医院感染流行趋势时，及时报告科主任、护士长及医院感染管理科，并协助调查。发现法定传染病，按《中华人民共和国传染病防治法》的规定报告。

5. 应遵守标准预防的原则，落实标准预防的具体措施，正确进行各项技术操作，预防锐器刺伤。严格执行《医务人员手卫生规范》，按要求做好手卫生。

6. 严格按照《医疗机构消毒技术规范》要求做好消毒灭菌工作；严格执行无菌技术操作规程；遵守《医院隔离技术规范》，做好隔离工作。

7. 严格执行《抗菌药物临床应用管理办法》，合理使用抗菌药物。

8. 临床工作中使用一次性无菌医疗器械若发生不良反应、感染或其他异常情况时，应立即停止使用并留取样本送检，及时报告科主任、护士长、资产装备部及医院感染管理科。

9. 做好保洁员、陪护、探视人员及病人的管理及健教工作。

保洁员医院感染管理职责

1. 在医院后勤保障部、物业公司的行政管理以及护士长的业务指导下，做好科室清洁卫生工作。

2. 参加医院感染管理相关知识及技能培训，掌握与本职工作相关的清洁、消毒等知识和技能。

3. 做好门、窗、地面、床头桌椅及厕所、浴室的清洁工作，并保持整洁。病人出院后做好病房的终末消毒工作。

4. 避免交叉感染。严格遵照先清洁区后污染区的原则开展保洁工作，不交叉、不逆行；正确配置消毒液；抹布、墩布做好标记，分区使用，做到一用一换一清洁或消毒，禁止混用；不在病房、走廊清点脏污衣物和被服。

5. 对医疗废物进行正确的分类处置，详细记录，备查。

6. 做好个人防护工作，防止发生职业暴露。

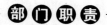

1. 在主管院长的领导下全面负责门诊医疗业务及行政管理工作。

2. 定期或不定期巡查门诊，发现问题及时处理，确保门诊每天安全、有序运行。

3. 督促和协助各科开展专病、专科门诊，做好相关的宣传及推广工作，发挥好中医药的优势，更好地服务人民。

4. 负责管理预约诊疗工作，大力推行智慧医疗，分时段精准预约互联网医院、远程医疗，多学科综合门诊，不断优化就医流程，让人民群众有良好的就医体验。

5. 管理门诊办各类公章。在审核病历及各种检查检验的基础上，出具疾病诊断及休假证明。

6. 做好门诊预检分诊工作，严格执行消毒隔离制度，做好传染病登记。按规定做好传染病疫情报告。

7. 负责门诊医生电脑排班及停、改诊的管理。加强与各预约平台的信息对接，加强对门诊电子屏幕医生出诊及停、替诊通知；负责叫号系统的管理工作。

8. 做好群众来电、来访、来信及网络投诉的处理与协调工作，并定时分析、整理、上报。

9. 根据国家卫生健康委员会（以下简称"国家卫健委"）的要求和通知，每年定期开展全国万家二级以上公立医院病人满意度调查。

10. 协同保卫科做好门诊安全保卫工作，制定各种应急预案，有效处理各类突发事件。坚决打击医托及票贩子倒号行为。

11. 负责挂号，导、分诊人员的管理与协调工作。

12. 围绕医院中心工作，按时完成医院各项工作。

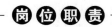

主任职责

1. 在分管副院长的领导下负责门诊部管理工作。

2. 组织制定门诊部的工作计划，经院长、分管副院长批准后组织实施，监督检查，按期总结汇报。

3. 负责部门人员工作的安排与调配。

4. 定期巡视门诊，协调各科关系，督促检查医务人员贯彻各项规章制度、医护常规技术操作规程。

5. 维护门诊秩序，改进医疗作风，改善服务态度，简化就医流程，方便病人就诊，不断提高医疗护理质量，严防差错事故。

6. 负责组织门诊工作人员做好卫生宣教、消毒隔离等，防止院内感染。

7. 对全体人员进行医德医风教育，遵守医德规范，廉洁奉公，不以医谋私，改进服务态度，提高服务质量。

8. 定期组织召开业务学习。

9. 负责领导接待和处理门诊方面的群众来访、来信工作。

副主任职责

1. 协助主任积做好门诊部所负责的各项具体工作，参与布置工作年度计划。

2. 主管办公室的日常工作。在门诊部主任外出时，代替主任行使全面管理门诊工作的权力。

3. 经常深入门诊各科，及时向主任反映工作中存在的问题，为重大问题的决策做好参谋。

4. 经常保持与基层医疗单位的联系，处理好周边基层单位与医院的关系。

5. 制定部门业务学习、专业科普学习计划。制定全年学习计划，准备学习资料。

6. 负责统计部门内迟到、早退的考勤工作。

门诊办公室干事职责

1. 负责管理门诊预约诊疗工作。

2. 管理门诊办各类公章。在审核病历及各种检查检验的基础上，出具疾病诊断及休假证明。

3. 负责门诊医生电脑排班及停、改诊的管理。加强与各预约平台的信息对接，加强对门诊电子屏幕医生出诊及停、替诊通知。

4. 做好群众来电、来访、来信的处理与协调工作，并定时分析、整理、上报。

5. 协同保卫科做好门诊安全保卫工作，制定各种应急预案，有效处理各类突发事件。坚决打击医托及票贩子倒号行为。

6. 围绕医院中心工作，按时完成医院各项工作。

病友服务中心干事职责

1. 坚守工作岗位，切实做好医院非医疗服务投诉受理工作，包括服务态度、服务流程、医德医风等方面的医患纠纷。要求做好群众来电、来访、来信及网络投诉的处理与协调工作，及时化解医患矛盾。

2. 负责定期整理投诉接待处理情况。做到投诉受理情况每日登记，每月分析、整理、上报，为医院服务管理提供有价值的信息。

3. 疑难问题及时向科主任或医务部汇报，必要时会同有关人员进行现场协调和督促改正。

4. 负责满意度调查工作，包括病人满意度调查。

5. 协助相关职能科室对医院服务流程和服务质量进行监督与管理。

6. 围绕医院中心工作，按时完成领导交办的其他工作。

导诊员工作职责

1. 上班前请检查楼层的灯源、风扇、中央空调等是否正常使用，自助机是否正常工作；发现问题及时报修，确保门诊有序运营。

2. 熟悉分诊流程，准确分诊，正确引导病人快捷挂号。

3. 熟悉自助机操作，准确帮助病人操作自助机挂号、取号、缴费以及打印检验报告单。

4. 协助病人准时至报到机报到排队候诊。

5. 熟悉楼层科室分布，准确指引病人就诊、检查、取药。

6. 熟悉医生坐诊时间、请假时间。每日到岗后巡视各科室医生是否准时到诊室上诊，对于迟到的医生及时登记，并且电话联系医生要求其尽快到诊室上诊。

7. 维持各诊室就医秩序，确保一人一诊室的就医环境。

8. 对人流密集的窗口，及时分流至各楼层自助机和医院公众号挂号、缴费、查询结果。

9. 对行动不便的病人，主动帮助病人顺利就医。

10. 下班前检查检修各楼层自助机、报告打印机，确保第二天正常使用。

挂号室干事职责

1. 严格执行分级挂号、专科挂号及知名专家挂号制度，不流失每一位就医者；危急抢救病人，须首先通知急诊等有关科室医师抢救。

2. 做好初级分诊工作，主动与科室保持联络，掌握挂号动态，避免病人聚集。

3. 在工作中认真负责，严格执行各项规章制度及有关财务规定；准确掌握收费标准；钱票唱收、唱付，当面点清，防止差错的发生。

4. 熟悉预约退号流程，正确指导病人。

5. 工作细心，做到人离款锁，当日现金必须及时清点上交财务科，余款必须存入保险柜；管理好各种票据，备足零钱，方便病人。

教务与学生工作部工作职责

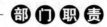

　　教务与学生工作部下设本科办公室、研究生办公室、临床技能中心和学生工作办公室，由部长、副部长及工作人员若干人组成，在主管院长领导下，认真贯彻党的教育方针，负责学校本科临床教学、实习生管理、研究生教育与管理、住培生临床技能实训、全校医学类实践教学工作，具体工作职责如下。

本科办公室工作职责

　　1.根据学校教学计划规定的学期教学任务，拟订本院教学实施方案，经教务与学生工作部部长、主管院长审定报送学校批准后，向教研室发出教学任务通知书，并督促具体实施。

　　2.汇总各教研室教学任务安排及周历表（任课教师讲课、实验、见习名单及具体教学进度安排等），经主管院长批准，报送学校审定，教务处备案后存档。

　　3.安排各年级课程表，做好教师调度，并送教务处备案。因特殊原因需临时作全程性调课，经教务与学生工作部部长、主管院长审批后报告教务处备案，并作统一调度。

　　4.组织各教研室进行教学大纲、本科专业培养方案、教材编写及修改，以及负责教材预定工作，做好教研室建设工作。

5. 统一组织实施院级教学督导评估和考核工作，汇总申报校级教学督导工作，积极将教学督导结果及意见反馈给教研室，并督促进行整改。

6. 组织各教研室进行新上课教师试讲、教研室之间的观摩听课和教学经验交流工作。

7. 组织实习生入院教育、做好实习生轮科安排，督查科室对实习生进行入科教育、小讲课、教学查房、教学病例讨论和出科考核工作。组织落实实习强化训练、学生毕业考核工作。

8. 组织本科教学考务工作，包括命题、制卷、考试安排、巡考、阅卷和成绩登录等。

9. 组织各级本科教学教研教改课题、课程建设和教学团队建设项目的申报、中期检查和结题工作。

10. 负责核算本科教学工作量。

11. 负责校内临床教师聘任和管理工作，协助人力资源部进行专业技术职称聘任和新进人员试讲工作。

12. 负责组织本科教学各项会议、检查、评估、竞赛、讲座和评优工作。

13. 负责本科教学及实习教学文件资料的整理归档工作。

14. 完成学校和医院交付的其他工作。

研究生办公室工作职责

1. 学位点建设。做好新增学位点的申报工作和现有学位点的建设发展工作；负责本单位学位点的日常管理工作，制定学位点建设和发展规划，具体落实学位点的建设、申报和本学位点质量评估工作。

2. 导师管理。确定本学院硕士生导师的规模和结构要求，实施对导师的资格初审、日常管理和考核工作，组织导师岗位培训；负责对遴选导师资格审查和相关材料的核实。

3. 招生工作。核查导师招生资格；做好专业计划的编报和招生专业目录的编制；协助开展招生宣传、本院招生网页信息更新和开展招生咨询；做好本院招生管理系统的运行维护和信息上报；做好本院自命题科目的命题、制卷、阅卷、评卷;组织考生复试和政审工作;组织本院涉密人员的遴选、培训、管理和相关规章制度建设；组织本院研究生（含推免生、硕士、博士）的复试、录取、调剂工作，做到信息公开;配合学校开展考点考务人员保密教育、选拔培训、人员管理等工作；负责本院各类研究生招生材料的整理归档。

4. 培养管理。制定与完善本学院所在专业研究生培养方案；组织研究生导师双向选择工作；审核研究生个人培养计划，完成选修课网上选课工作；组织制定教学大纲，审核教学计划，聘任授课教师，落实教学任务；实施课程教学的日常管理和考务工作；健全研究生教学质量保障机制；制定本学院研究生重点课程和重点教材的建设规划；组织导师组开展教研活动；负责计算研究生教学工作量和指导工作量，发放导师培养经费及导师津贴；实施研究生中期考核、学位论文开题报告、预答辩和答辩等工作。

5. 学位工作。审核本学院在校研究生的学位申请资格；向学校学位评定委员会报送学位申请的有关数据和资料;核查研究生学位论文相关原始资料；负责对优秀学位论文的申请进行审核和推荐。

学生工作办公室工作职责

1. 思想理论教育和价值引领。引导研究生牢固树立正确的世界观、人生观、价值观。掌握研究生思想行为特点及思想政治状况，有针对性地帮助研究生处理好思想认识、价值取向、学习生活、择业交友等方面的具体问题。

2. 党团和班级建设。指导本单位研究生会，研究生党、团支部，班级工作。开展研究生入党积极分子培养教育工作，开展研究生党员发展和教育管理服务工作,开展研究生骨干的遴选、培养、激励工作,发挥研究生干部在研究生群体中的桥梁和纽带作用,组织开展研究生学术、创新创业、社会实践、文化体育等活动,不断提高研究生"自我教育、自我管理、自我服务"的能力。

3. 学风建设。熟悉了解研究生所学专业的基本情况,激发研究生学习兴趣,引导研究生养成良好的学习习惯,掌握正确的学习方法。指导研究生开展课外科技学术实践活动,营造浓厚学习氛围。抓好研究生考风考纪,做好学术不端行为教育。

4. 研究生日常事务管理。开展入学教育、毕业生教育及相关管理和服务工作。公正公平地做好评先评优、奖助学金评定、违纪处理等工作。指导研究生办理助学贷款。组织开展研究生"三助一辅"工作,做好研究生困难帮扶。为研究生提供生活指导,促进学生和谐相处、互帮互助。

5. 心理健康教育与咨询工作。协助学校心理健康教育机构开展心理健康教育,对研究生心理问题进行初步排查和疏导,建立关注对象档案,组织开展心理健康知识普及宣传活动,培育研究生理性平和、乐观向上的健康心态。

6. 网络思想政治教育。运用网络新媒体对研究生开展思想引领、学习指导、生活辅导、心理咨询等,弘扬主旋律,传播正能量。

7. 校园危机事件应对。组织开展基本安全教育。参与学校、二级培养单位危机事件工作预案制定和执行。对校园危机事件进行初步处理,稳定局面控制事态发展,及时掌握危机事件信息并按程序上报。参与危机事件后期应对及总结研究分析。

8. 职业规划与就业创业指导。为学生提供科学的职业生涯规划和就业指导及相关服务,帮助学生树立正确的就业观念。做好毕业生有关材料归档,指导毕业生办理离校手续等。

临床技能中心工作职责

1. 全面落实实践教学计划，统一协调安排全校医学类实践教学课程，完成学校各项实践教学任务、学生开放实验课时任务。

2. 完成医学类学生毕业实习前临床技能强化训练和医学类专业本科毕业生毕业考核。

3. 协助完成住院医师规范化培训学员的临床技能培训工作。

4. 加强国家级中医类实践技能考试基地建设，协助学校完成国家中医执业医师技能考核、国家中医师承考试和各类临床技能竞赛工作。

5. 协助完成本院职工和进修人员临床技能培训、考核及技能操作比赛工作。

6. 负责核算临床技能培训导师工作量及酬金工作。

7. 做好仪器设备的使用登记和维护维修，做好仪器设备、器材的账物管理。

8. 做好实验室安全工作，定期检查防火、防爆、防盗、防事故等方面安全措施的落实情况，经常对师生开展安全教育，切实保障人身和财产安全。

9. 建立实验室工作档案，负责实验室基本信息的收集、整理工作，定期统计汇总，及时上报相关数据，并对有关信息进行科学分析，有效指导实验室建设和发展。

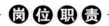

岗 位 职 责

教务与学生工作部主任职责

教务与学生工作部主任在主管院长领导下，领导和团结教务与学生工作部全体工作人员，全面贯彻党的教育方针，主持教务与学生工作部全面工作。教务与学生工作部副主任协助主任开展工作，并负责所分管的教务与学生工作部工作，分别为本科临床教学与实习管理工作、研究生教育与管理工作和临床技能中心工作。主任外出时副主任代行主任职责。

1. 认真贯彻执行学校制定的教学工作方针政策，组织制订本学院专业建设规划、课程建设规划、教材建设规划、研究生学位点建设规划、教学计划、教学大纲和实施办法，经学校批准后组织实施；负责制定医院教学管理制度。

2. 按照教学计划与学校颁发的教学任务书，组织本院临床课的教学工作，审定每学期任课主讲教师和各门课程教学日历（教学进度表）。

3. 统一协调安排全校医学类实践教学和本院职工、研究生、住培生临床技能操作培训及考核工作。

4. 组织教师拟定本院所属本科专业临床各课程期终考试及考试试题，经大学审核统一组织期终考试或毕业考试。

5. 组织落实本科生实习前强化训练和实习生入院教育，审核实习生轮科安排，督查实习生入科教育、小讲课、教学查房、教学病例讨论和出科考核工作。

6. 负责研究生的招生工作、培养管理、学位工作、思想政治教育、日常管理以及导师管理工作。

7. 抓好医院日常教学的组织管理和教学质量监控，负责对教学人员和研究生导师培养考核，组织各种教学检查、教学评估、教学评优、教学竞赛、教学经验交流和教师培训活动。

8. 抓好各教研室的建设工作，组织教学改革和教学研究活动，组织教研立项和教学成果的申报工作。

9. 加强教务与学生工作部的自身建设，提高全部门工作人员的政治和业务素质，努力创新，探索教学管理体系的新模式，努力建设一支较高水平的教学管理队伍。

10. 负责本院教学经费及各项配套经费的申报与使用管理，抓好教学仪器设备的添置申报与使用管理工作。

11. 完成上级部门和领导交办的其他工作。

12. 副主任协助主任完成相关分管工作。

临床技能中心主任职责

1. 在教务与学生工作部主任领导下，全面负责临床技能中心的建设和管理工作，组织完成临床技能中心的基本任务。

2. 制订中心发展规划、建设计划、年度执行计划、仪器设备购置及经费使用计划和人员培养计划，并组织实施和检查执行情况。

3. 加强实验技术队伍建设，努力提高实验技术人员的业务水平，了解国内外同类实验中心的水平和发展趋势，提出改进建议和措施。

4. 定期检查、总结实验中心工作，积极配合国家级、省级、校级各项技能竞赛与考核，配合医院院内培训、规培与考核等工作。

5. 负责组织中心安全、卫生工作，及时发现、排除安全隐患。

6. 认真执行校、院布置的其他工作。

7. 协助做好教务与学生工作部其他工作。

本科办公室干事职责

1. 将学校教学计划规定的学期教学任务，向教务与学生工作部主任审定，教务与学生工作部主任向主管院长汇报审定，经学校批准后，向教研室发出教学任务通知书，并督促具体实施。

2. 负责汇总各教研室教学任务安排及周历表（任课教师讲课、实验、见习名单及具体教学进度安排等），向教务与学生工作部主任汇报，经主管院长批准、报送学校审定、教务处备案后存档。

3. 安排各年级课程表，做好教师调度，并送教务处备案。因特殊原因需临时作全程性调课，经教务与学生工作部主任、主管院长审批后报告教务处备案，并作统一调度。

4. 督促各教研室进行教学大纲、本科专业培养方案、教材的编写及修改工作，做好教材预订计划，做好教研室建设工作。

5. 协助教务与学生工作部主任做好院级教学督导评估和考核工作，汇总申报校级教学督导工作，积极将教学督导结果及意见反馈给教研室，并督促进行整改。

6. 组织各教研室进行新上课教师试讲、教研室之间的观摩听课和教学经验交流工作。

7. 做好实习生入院教育、做好实习生轮科安排，督查科室对实习生入科教育、小讲课、教学查房、教学病例讨论和出科考核工作。落实实习强化训练、学生毕业考核工作。

8. 具体安排本科教学考务工作，包括命题、制卷、考试安排、巡考、阅卷和成绩登录等。

9. 收集汇总有关教研教改课题、课程建设和教学团队建设项目的申报、中期检查和结题工作资料。

10. 核算本科教学工作量。

11. 具体安排本科教学各项会议、检查、评估、竞赛、讲座和评优工作。

12. 做好本科教学及实习教学文件资料的整理归档工作。

研究生办公室秘书职责

1. 负责研究生招生工作

（1）做好医院导师招生资格认定工作。

（2）做好医院分专业计划的编报和招生专业目录的编制。

（3）做好医院招生宣传、招生网页信息更新和招生咨询等工作。

（4）做好医院招生管理系统的运行维护和信息上报管理工作。

（5）做好组织医院自命题科目的命题、制卷、阅卷、评卷等工作。

（6）做好组织医院涉密人员的遴选、培训、管理和相关招生规章制度建设工作。

（7）做好组织医院研究生（含推免生、硕士、博士）的复试、录取及调剂等工作，保证信息公开。

（8）配合学校开展考点考务工作人员保密教育、选拔培训和人员管理工作。

（9）做好医院各类研究生招生材料的整理归档工作。

2. 负责学位管理、导师管理、博士后管理工作

（1）做好新增学位点申报和已有学位点建设与评估工作。

（2）做好研究生毕业答辩与学位申请工作。

（3）做好研究生优秀硕、博士论文评选工作。

（4）做好研究生创新工程管理工作。

（5）做好研究生导师遴选、培训与管理工作。

（6）做好博士后日常管理服务工作，协助完成博士后招聘，办理进、出站手续，督促博士后完成开题、中期考核、出站考核、日常经费使用与管理、基金申报、科研档案管理等工作。

3. 负责培养教育工作

（1）做好研究生课程教学、教材发放、考勤、考试以及成绩录入工作。

（2）做好研究生网络课程、精品课程、教学平台项目以及教师团队建设工作。

（3）做好研究生教学质量评估工作。

（4）做好医院下属专业的培养方案制订、修订等工作。

（5）做好研究生开题工作。

（6）做好研究生中期考核工作。

（7）配合规培管理部门做好专业学位硕士研究生规培相关工作。

（8）做好导师带教经费、任课教师课时费、研究生培养经费及管理费的预算、管理及使用工作。

（9）做好医院研究生教育教学管理系统的管理工作。

学生工作办公室辅导员职责

1.研究生思想理论教育和价值引领。引导研究生牢固树立正确的世界观、人生观、价值观。掌握研究生思想行为特点及思想政治状况，有针对性地帮助研究生处理好思想认识、价值取向、学习生活、择业交友等方面的具体问题。

2.党团和班级建设。指导医院研究生会、研究生党、团支部、班级工作。开展研究生入党积极分子培养教育工作，开展研究生党员发展和教育管理服务工作，开展研究生骨干的遴选、培养、激励工作，发挥研究生干部在研究生群体中的桥梁和纽带作用，组织开展研究生学术交流、创新创业、社会实践、文化体育等活动，不断提高研究生"自我教育、自我管理、自我服务"的能力。

3.学风建设。熟悉了解研究生所学专业的基本情况，激发研究生学习兴趣，引导研究生养成良好的学习习惯，掌握正确的学习方法。指导研究生开展课外科技学术实践活动，营造浓厚学习氛围。抓好研究生考风考纪，做好学术不端行为教育工作。

4.研究生日常事务管理。开展入学教育、毕业生教育及相关管理和服务工作。公正公平地做好评先评优、奖助学金评定、违纪处理等工作。指导研究生办理助学贷款。组织开展研究生"三助一辅"工作，做好研究生困难帮扶工作。为研究生提供生活指导，促进学生和谐相处、互帮互助。

5.做好心理健康教育与咨询工作。协助学校心理健康教育机构开展心理健康教育，对研究生心理问题进行初步排查和疏导，建立关注对象档案，组织开展心理健康知识普及宣传活动，培育研究生理性平和、乐观向上的健康心态。

6. 做好网络思想政治教育。运用网络新媒体对研究生开展思想引领、学习指导、生活辅导、心理咨询等，弘扬主旋律，传播正能量。

7. 做好校园危机事件应对。组织开展基本安全教育活动。参与学校、二级培养单位危机事件工作预案制定和执行。对校园危机事件进行初步处理，稳定局面并控制事态发展，及时掌握危机事件信息并按程序上报。参与危机事件后期应对及总结研究分析。

8. 做好职业规划与就业创业指导。为学生提供科学的职业生涯规划和就业指导及相关服务，帮助学生树立正确的就业观念。做好毕业生有关材料归档，指导毕业生办理离校手续等。

9. 做好理论和实践研究。努力学习思想政治教育的基本理论和相关学科知识，参加相关学科领域学术交流活动，参与校内外思想政治教育课题或项目研究。

临床技能中心实验干事职责

1. 落实实践教学计划。做好实验前的各项准备工作，保证实验设备完好，按时开展实验。

2. 实验完毕，带领学生做好临床技能中心的各项整理工作，关好门、窗、水、电，保证中心的安全，妥善处理废弃物品，保持中心整洁。

3. 及时做好《实验教学记录本》的记录工作，督促学生填写《仪器设备使用登记本》。

4. 完成医学类学生毕业实习前临床技能强化训练和医学类专业本科毕业生毕业考核。

5. 协助完成住院医师规范化培训学员的临床技能培训。

6. 加强国家级中医类实践技能考试基地建设，协助学校完成国家中医执业医师技能考核、国家中医师承考试、国家住院医师规范化培训技能结业考核和各类临床技能竞赛工作。

7. 协助完成医院职工、进修医师临床技能的培训、考核及技能操作比赛工作。

8. 负责核算临床技能培训导师工作量及酬金工作。

9. 熟悉中心有关仪器设备、实验器材的性能和使用方法，认真做好各类教学仪器、设备、器材、教具的日常管理工作。

10. 做好中心安全工作，定期检查防火、防爆、防盗、防事故等方面安全措施的落实情况，经常对师生开展安全教育，切实保障其人身和财产安全。

11. 建立实验室工作档案，负责组织实验室基本信息的收集、整理工作，定期统计汇总，及时上报相关数据，并对有关信息进行科学分析，有效指导实验室建设和发展。

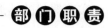

临床教研室由骨干教师组成，主要承担临床教学的理论教学、见习和实习带教工作，是临床教学的核心力量。教研室设主任 1 名，副主任 1～2 名（由医院任命），教学秘书 1 名。教研室主要工作职责：

1. 承担全部的全日制本科理论课教学任务。

2. 学习党的教育方针和国家的教育法规，开展教育方法的研究，积极投入教学改革。

3. 编写教学日历、制定各年级理论和实习教学实施计划。

4. 组织各项重大教学活动，如期中考试、期末考试、实习出科考试、毕业考试等，各项备课活动、教学培训、教学检查等。

5. 编写教材、教学大纲、实验指导、操作指导等各类教学补充材料。

6. 组织申报教学改革研究和课程建设项目。

7. 认真总结教学经验，撰写教学研究论文。

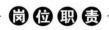

教研室主任职责

1. 主持教研室日常教育管理工作。

2. 全面负责临床教学的全程管理和质量控制，领导和组织执行选编教材，拟定教学大纲，组织好本教研室的课堂教学和见习、实习工作。

3. 组织教研室人员的试讲、集体备课等活动，定期检查教师教案及备课内容。参加听课，了解教师上课情况，发现问题及时解决。

4. 认真参加学校或学院组织的教学工作会议，并将有关精神及时传达到每位教研室成员。定期召开教研室工作会议和其他教学活动，讨论教学工作，交流教学经验。教研室工作中重大问题应提交教研室会议讨论。

5. 加强教研室内部建设，有计划地进行教师培养。

6. 积极开展本学科的教学改革和教学研究。

7. 严格执行考、教分离原则，组织期末考试命题及题库建设等工作。

8. 学期结束时，做好本教研室的工作小结。

教研室副主任职责

1. 协助教研室主任做好教研室日常教育管理工作。

2. 在教研室主任的领导下，定期开展教研室活动，组织试讲，集体备课。参加听课，了解教师上课情况。

3. 按照教学大纲和教学计划的要求，组织本教研室的课堂教学、见习、实习工作，对各种教学资料实行规范化管理。

4. 积极开展本学科的教学改革和教学研究，提高自身的教学科研水平。

5. 协助教研室主任做好本学科题库建设，执行考、教分离的原则，组织期末考试。

教研室教学秘书职责

1. 协助教研室主任落实安排教学任务，经教研室讨论确定任课教师名单，填写好教学日历。

2. 协助教研室主任安排好集体备课、试讲及听课活动，认真做好记录，保证资料的完整性。

3. 及时收集教师对教学的建议，学生对教学的意见，发现问题及时向教研室主任汇报，采取积极措施保证教学质量。

4. 学生轮转进入科室实习第一天，向学生介绍科室情况及实习医生须知，科室有关的规章制度、操作常规、注意事项以及考勤考核的要求。然后分别到各专业病区，介绍负责带教老师，分配床位。与实习组长经常保持联系，听取对教学安排及实习的意见。

5. 根据实习大纲的要求，检查各专业实习完成情况及督促小讲课及检查教学查房的质量，发现问题及时向教研室主任反映，与教务与学生工作部经常保持联系，共同做好管理工作。

6. 认真做好实习生的出科考试安排工作（技能考核与理论考核），对各专业实习生的实习评分进行严格把关。认真填写《实习生手册》。

7. 督促检查实习生工作的完成情况，会同教务与学生工作部一起抓好实习生的考勤工作，收集病人对实习医生的批评与表扬意见，掌握学生的病、事假情况，缺席迟到科室实习 1/3 者不得参加出科考试。

8. 定期参加教学会议，反映教与学的完成情况。任期结束写一份工作小结或教学工作研讨的小论文。

教学人员职责

1. 教授职责

在负责副教授职责范围内的全部工作外，还须领导本学科教学、科学研究工作，根据需要并通过评审确认后，指导博士研究生。

2. 副教授职责

（1）坚持教学并指导技能训练，指导硕士研究生毕业论文和毕业设计。

（2）掌握学科范围内的学术发展动态，积极参加学术活动，撰写学术报告，主持和参加科研、技术开发等工作，根据需要担任科学研究课题负责人，负责或参加审阅学术论文。

（3）主持或编写、审议新教材和教学参考书，主持或参加教学法研究工作，积极推进教学改革。

（4）指导实验室的建设、设计，革新实验手段，充实实验内容。

（5）根据需要指导硕士研究生，协助教授指导博士研究生，指导进修教师。

（6）协助教务与学生工作部做学生的思想政治工作，承担教学、科研等管理工作。

（7）根据工作需要，承担辅导、答疑、批改作业、辅导课、实验课和指导学生进行科技活动等教学工作。

3. 主讲教师职责

（1）努力提高本学科理论、业务水平，应能独立胜任本学科教学工作，保证教学质量。

（2）由正、副教授、讲师担任，在不具备上述条件的情况下，则由教学效果好的教师在上级教师指导下担任。

（3）对所授班级的本学科教学质量负责。主讲教师的教案应交教研室主任审阅。

（4）对实行培养性讲课的助教和新开课的教师，主讲教师应协助教研室主任组织试教、预讲活动，试教成功后，再报教务与学生工作部和教务处同意，方可正式讲课。

（5）负责指导本学科学生，安排好答疑、考核等环节的教学工作。

（6）及时了解本学科教学情况，不断改进教学方法，努力提高教学水平和质量。

4. 讲师职责

（1）承担本课程的教学工作，组织课堂讨论，指导学生技能训练。

（2）承担实验室的建设工作，组织和指导实验教学工作，参加编写实验课教材及实验指导书。

（3）参加科研、科技开发等科学技术工作，参加教学研究，参加编写、审议本学科的教材或教学参考书。

（4）承担教学、科学管理工作，参加教学改革的研究工作，协助教务与学生工作部做学生的思想政治工作。

（5）承担辅导、答疑、批改作业、辅导课、实验课和指导学生进行科学技术活动等教学工作。

（6）积极指导青年教师的教学工作，帮助提高其教学水平，承前启后，互帮互学。

5. 助教职责

（1）承担本专业教学的辅导、答疑、批改作业、讨论和实验课、技能训练等教学工作，经批准可担任本课程部分课堂教学工作。

（2）参加实验室的建设，组织和指导实验。

（3）协助教务与学生工作部做好学生的思想政治、本学科教学、科研方面的管理工作，协助教研室老师搞好教学工作。

（4）参加教学法研究，参加科研、科技开发等科学技术工作。积极听课，提高教学水平。

（5）积极参与本教研室其他活动，为教研活动开展出谋献策。

6. 临床实习负责教师职责

（1）实习学生轮转进入科室（病区）实习第一天，安排学生参加科室晨会。介绍科室的组织构架和领导组成，并作自我介绍。介绍科室的有关规章制度、注意事项及实习安排。

（2）对每批实习同学进行一次规范的专科临床体格检查示范。对每批实习同学进行一次规范的专科临床技能操作示范。

（3）根据实习大纲中的本科室具体实习计划，对学生进行业务指导，使其掌握本专业的基本理论、基本知识和基本技能。安排落实小讲课、教学查房、病例讨论、操作指导等教学任务的次数、内容及执教人员，并督促学生在教学活动实施后做好记录，签名批阅。

（4）检查实习学生在本科室实习轮转完成情况，关心了解学生为病人服务的思想、治学态度、劳动纪律等。通过教学环节，有的放矢地做好学生的思想工作，进行文明礼貌、职业道德、团结协助、组织纪律等教育活动，与辅导员经常保持联系，共同做好思想教育和实习管理工作。

（5）做好学生日常考勤记录检查工作，统计学生临床技能操作、参加手术次数。学生病假、事假按学校规定执行，病假事假申请表医院教务与学生工作部及科室各保留1份。

（6）实习结束时组织科室或病区负责医师及护士长等，认真负责地对实习生实习表现、理论知识及技能操作进行全面考核，写出评语并评定成绩。于同学在科最后一周之内完成学生实习鉴定，由学生转交下一个实习科室，最后汇总至教务与学生工作部。

7.临床见习带教教师职责

（1）听取相关临床理论课程，以便在带教中互相呼应。

（2）根据教学大纲要求收集临床带教病例，并事先拟定带教计划，填写"见习备课教案"。

（3）按照教学日历的计划要求，落实满学时带教规划，每次见习可安排1～3个病例。

（4）开展PBL、CBL等多元化教学方法。

（5）认真执行学生考勤制度。组织学生日常考核。

8.实习医生职责

（1）学生在临床实习期间，应遵守学校和医院各项有关规章制度。实习期间必须根据实习轮转表，在规定科室和规定时间实习，法定假日一般采取轮休，病、事假严格遵守请假制度。

（2）遵守和执行保护性医疗制度，病人医疗情况属于保密范围的，不得向外泄露。在对病人和家属解释病情时，须先征得上级医师的同意。诊断和治疗操作也应在上级医师指导下进行，不得自作主张，不能有因个人学习而损害病人健康的行为。男实习医生检查女病人时，必须有护士或第三人在场。

（3）每日提前20分钟进入病房，对所管病人进行巡视检查。按时跟随上级医师参加病房医护交接班和早查房，扼要地报告病人情况、检查结果，提出诊断及处理的意见。查房后，及时记录上级医师查房的意见。

（4）新病人入院后，在上级医师指导下，及时询问病史，进行体格检查，根据病情需要填开有关化验单及检查申请单，提出诊断和治疗意见，协助上级医师处理诊疗工作，书写完整病历。病人出院前一日或当日上午通知病人和家属做好出院准备。协助上级医生写好出院小结交病人或家属，交代出院注意事项、复诊时间等。

（5）实习医生必须经常密切注意病人的病情变化，爱护和关心病人，当病情变化或接到病室护士通知时，应立即报告上级医师查视病人并给予适当处理。

（6）所管病人请他科会诊时，应陪同会诊医师诊视病人；病人赴他科检查或治疗时，亦应陪同病人前往。

（7）凡贵重、麻醉药品的处方及在门急诊实习期间处理病人的处方、病假单、营养单、死亡证明等须经上级医师复校、签章方为有效。擅自挪用以上证明作违纪处理。

（8）参加科室内的有关病例分析、临床病例讨论、学术报告、死亡病例讨论以及必要的会议等。

（9）实习医生在完成医疗工作的同时，亦应学习护理工作，协同护士做治疗（包括抽血、补液、灌肠、输氧等）以及手术前皮肤准备工作。

毕业后医学教育办公室工作职责

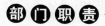

部门职责

在医院统一规划部署和医院管理层的领导下，全面开展毕业后医学教育相关工作。

1. 依据国家及省级的住院医师规范化培训政策和要求，在医院住培领导小组的领导下，建立健全住培基地管理制度并落实。

2. 制定住院医师规范化培训及申请来院进修医师的培养计划及教学设计。

3. 组织开展培训对象招收、入院教育、轮转培训、过程考核、结业考核、院级督导、公共理论学习等工作，确保培训质量。

4. 开展带教师资队伍建设工作，建立师资遴选、培训、评价、奖罚与退出机制。

5. 协调医院相关部门做好住培工作的各项保障工作。

6. 负责住院医师规范化培训日常管理工作，建立沟通反馈机制，负责做好住培医师党员党建工作。

7. 完成上级部门赋予的住培工作任务，开展中医住培教学工作调查与研究。

8. 负责制定医院医务人员培训方案，组织实施业务培训、考试考核工作。

9. 负责做好每年度继续教育项目申报，并督促落实。

10. 负责对外培训合作以及进修工作。

11. 完成医院领导交办的其他工作。

岗位职责

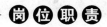

主任职责

1. 在医院统一规划部署和医院管理层的领导下，全面负责毕业后医学教育相关工作。

2. 制定毕业后医学教育办公室的工作计划，制定医院医务人员培训方案和细则，组织实施培训考核工作。

3. 依据国家及省级的住培政策和要求，负责牵头制定住培基地管理制度并组织落实。

4. 制定住院医师规范化培训及进修医师的培养计划及教学设计。

5. 组织开展住培带教师资队伍建设工作，建立师资遴选、培训、评价、奖罚与退出机制。

6. 组织完成住培医师及进修医师招录、培训、考核工作，负责住培党团建设工作。

7. 负责组织培训质量工作督导，不断提升培训质量。

8. 协调相关部门做好住培工作的各项保障工作，与财务部门共同负责住培经费的管理，确保专款专用。

9. 负责各类对外培训合作的洽谈，并组织完成。

10. 负责科室内部管理和人才培养。

11. 完成领导交办的其他工作。

继续教育管理干事职责

1. 在毕业后医学教育办公室主任的领导下，全面开展本部门负责的院内外培训、学习、继续教育等各项工作。

2. 组织好每年度医院业务学习，做好授课专家联系、场地布置、人员通知安排以及考勤等工作。

3. 负责做好全院医技人员每年度的三基考试、处方权考试以及其他各类考试工作。

4. 负责做好每年度三期的集中进修培训工作，包括前期资料收集、资质审核、人员通知、进修报到、集中培训、轮科管理、日常考核以及结业办理等相关事宜。做好上级部门指派的其他类别人员进修培训任务。

5. 负责做好各类培训工作前期的准备，以及后期的质量控制。

6. 负责承接各种对外培训项目并组织实施。

7. 负责组织年度继续教育项目的申报工作，督促落实并做好总结工作。

8. 协助完成住培相关工作。

9. 完成部门领导交代的其他工作。

住院医师规范化培训管理干事职责

1. 在毕业后医学教育办公室主任的领导下，全面开展住院医师规范化培训相关工作。

2. 负责执行基地住院医师规范化培训的年度计划，并进行总结。

3. 实施统招住培医师的招录、报到、入院教育等工作。

4. 负责全体住培医师的轮转计划的制订、日常管理、技能培训、过程管理、考试考核、档案管理等日常具体事务工作。协助医务部完成住培医师执医考试报名、注册（变更）等事务。

5. 负责统招住培医师工资、津贴和全体住培医师餐补的具体核发；带教老师、师承指导老师、管理人员带教管理费的具体核发。

6. 负责全体住培医师、委培单位的沟通、反馈等相关工作。

7. 负责参与住培基地制度建设并落实。

8. 负责国家级、省级和基地各级、各类信息平台的管理、运行，每月上报中医住培月报表。

9. 组织实施对全院住培带教科室、师资的管理和培训。

10. 组织实施住培日常督导、教学活动督导，协助医务部参加业务大查房，并将督导结果纳入绩效考核，对住培带教科室的培训质量加以控制。

11. 落实住培党团建设工作。

12. 完成湖南省中医住院医师规范化培训专家委员会办公室工作。

13. 协助完成湖南省中医药管理局交办的住培相关工作。

14. 及时总结工作经验，开展中医住培教学工作调查与研究。

15. 协助完成继续教育相关工作。

16. 完成部门领导交代的其他工作。

住院医师规范化培训各级组织工作职责

住培领导小组职责

医院（培训基地）设立住院医师规范化培训领导小组,组长由医院院长、党委书记担任,医务、教务、人事、财务、后勤保障等部门负责人任成员。住培领导小组的工作职责如下。

1. 住院医师规范化培训领导小组全面负责住院医师规范化培训工作,认真贯彻落实国家政策法规制度,组织领导、统筹协调中医住培工作的开展。

2. 研究批准基地中医住培工作规划、工作制度、年度工作计划,做好工作总结,评选表彰先进等。

3. 定期召开会议,研究解决重点、难点、关键问题。

4. 履行住院医师规范化培训工作监督职能。

5. 加强住培过程管理,指导开展培训对象招收、入院教育、轮转培训、过程考核、结业考核、院级督导、公共理论学习等活动,确保培训质量。

6. 加强对中医住培工作人力、财力、物力投入,不断改善培训条件,保障培训对象待遇,提高带教医师的带教积极性。

住培办公室职责

医院（培训基地）设立毕业后医学教育办公室全面开展毕业后医学教育相关工作,下设住院医生规范化培训办公室负责住院医生规范化培训工作,配备住培专职管理人员，在住培领导小组和分管副院长的领导下，完成日常住培组织管理服务工作。住培办主任由具有中医临床医学背景且热爱医学教育事业、掌握中医住培政策、具有良好沟通和管理能力的人员担任。住培办工作职责如下：

1. 组织协调完成基地住培领导小组部署的任务，完成日常住培组织管理服务工作。

2. 制订基地住培工作规划、年（月）度工作计划及各项工作计划并组织实施。

3. 依据国家卫健委、国家中医药管理局和各省（区、市）卫健委、中医药管理局的住培政策和要求，建立健全基地管理制度并落实。

4. 组织开展统招培训对象招收、全体住培医师入院教育、轮转培训、考试考核、结业考核、院级督导、公共理论学习等工作，确保培训质量。

5. 每季度组织开展1次针对所有轮转科室的院级督导活动，做到有组织、有计划、有总结、有反馈、有落实、有奖罚、有整改、有效果。

6. 加强带教师资队伍建设，建立师资遴选、培训、评价、奖罚与退出机制，实行培训考核后持证上岗制度。

7. 协调医院党办、院办、人事、医务、教务、财务、后勤保障、信息中心等部门做好住培工作的各项保障工作，为培训对象创造良好的工作、学习、生活条件。

8. 与财务部门共同负责住培经费的预算、使用与管理，确保专款专用，保障各类培训对象的待遇，推动培训工作有效实施。

9. 建立顺畅的沟通反馈机制和渠道，随时了解培训对象的需求，及时解答培训对象的问题，切实解决培训对象的困难。

10. 开展中医住培教学工作调查与研究，完成上级部门赋予的其他工作任务。

住培日常督查工作小组职责

1. 制定医院临床科室住培评价表。

2. 制定医院住培日常督查计划，实现每季度对所有承担住培工作科室的日常督查全覆盖。

3. 主要从培训管理、人文关怀、教育规划、评估考核、日常管理、综合评价等方面对科室住培日常工作是否如实开展进行督查，并提出持续改进意见，督查结果纳入科室全程医疗服务质量考核。

4. 督导工作遵循实事求是原则，体现科室住培日常工作的实际情况。

5. 服从医院安排，按时参加住培日常督导工作。

科室住培管理小组职责

各临床科室成立住院医师规范化培训管理小组，组长由科室主任担任，在科室主任统筹负责下，设置教学主任和住培管理专干岗位，部分副高以上职称医师组成小组成员，全面落实科室住培工作任务。其主要职责如下：

1. 在基地住培领导小组和住培职能管理部门的领导与协调下，组织完成中医住培临床培训任务。

2. 研究制定本科室住院医师规范化培训方案并组织实施，制定科室管理制度、年度工作计划、教学计划，对年度工作进行总结，并督促带教医师、培训对象及相关人员落实。

3. 全面负责在本科室轮转学习的住培医师的组织管理与业务指导工作。

4. 完成科室住培工作日常管理任务，组织开展入科教育、临床实践、日常考核、出科考核等工作。

5. 组建核心师资教学团队，负责科室住院医师规范化培训带教师资的推荐、培养、考核、评价和激励工作，持续优化和提高师资教学能力。

6. 加强科室培训质量控制，组织开展中医住培教学改革研究工作，不断提升培训质量。

7. 建立有效的沟通反馈机制，定期听取带教医师及培训对象意见，组织开展全方位教学评估，持续改进教学工作。

8. 每半年对住院医师规范化培训工作进行分析、总结，持续改进住院医师规范化培训工作，并上报至住院医师规范化培训办公室。

9. 定期开展自查、持续改进，将自查结果与绩效挂钩，及时分析、反馈、整改和落实。

10. 执行医院住院医师规范化培训的其他有关规定和工作。

11. 完成上级领导和部门部署的其他任务。

科室住培培训教学小组职责

培训科室成立以符合条件的带教医师为组长，第一阶段培训对象、第二阶段培训对象、实习生共同组成的培训小组。在带教医师指导下，以小组为单位，共同完成病房医疗和培训活动。

1. 带教医师作为教学小组组长，全面负责小组工作。应充分发挥第二阶段培训对象作用，完成培训任务。

2. 教学小组组长负责审核病历、治疗方案，对临床操作进行现场指导、把关。

3. 第二阶段培训对象指导第一阶段培训对象、实习生完成日常诊疗工作，包括病历书写、体格检查、辅助检查、治疗方案制定及可完成的治疗操作活动。

4. 第二阶段培训对象应于每天早上 7：45 之前，带领本小组人员完成对主管病人的预查房工作，制订诊疗方案。

5. 正式查房时，由第一阶段培训对象汇报病历、病情变化和拟制的诊疗方案，带教医师进行审核把关后执行。

基地负责人职责

1. 基地负责人由培训基地医院院长担任，组织领导基地中医住培工作的开展，为中医住培工作的第一责任人。

2. 认真贯彻落实国家、省级中医住培政策与制度，将中医住培工作纳入医院整体建设规划，加强组织建设、制度建设及师资队伍建设。

3. 审批基地培训年度工作计划、招生计划、培训计划、工作总结和经费预算结算，加大对中医住培工作的投入，不断改善中医住培工作条件和培训对象生活待遇。

4. 每季度主持召开1次住培领导小组工作会议，听取中医住培工作汇报，分析形势和任务，研究解决存在的问题。

5. 定期深入培训科室开展调查研究，听取科室主任、教学主任、带教老师、培训对象建议与意见，不断改善培训基地工作。

主管副院长职责

1. 在院长的领导下，协助做好分管的中医住培工作。

2. 组织制订培训基地建设规划、年度培训工作计划，不断完善培训基地管理制度与规范。

3.组织各轮转培训科室严格按照培训标准落实培训计划,完成培训任务,确保培训质量。

4.建立质量监督体系,定期组织开展院级督导工作,维护正常培训秩序,规范过程管理。

5.加强师资队伍建设,定期组织开展培训、评价、表彰与奖励,不断提高师资队伍教学意识与能力。

6.深入培训科室开展调查研究,听取科室主任、教学主任、带教老师、培训对象建议与意见,不断改善培训基地工作。

7.协调医院各部门,不断改善中医住培条件,为培训对象创造良好工作、学习、生活环境。

8.完成培训基地负责人交办的其他工作。

住培职能管理部门负责人职责

1.在主管副院长的领导下,主持住培职能管理部门工作,完成中医住培日常管理与协调任务。

2.依据培训基地工作计划,制订部门工作计划并组织实施。

3.加强部门制度建设和业务学习,不断提升人员整体素质与能力。

4.深入轮转培训科室,指导科室培训工作的开展。

5.定期听取医院职能部门、轮转培训科室、带教老师和培训对象意见与建议,持续改进工作质量。

6.加强与临床技能培训中心的协调工作,充分发挥临床技能培训中心作用。

7.完成培训基地领导交办的其他任务。

轮转培训科室主任职责

1. 全面负责科室的中医住培工作。

2. 严格落实培训基地住培计划，审批科室住培工作方案、计划、总结。

3. 加强科室师资队伍建设，审核推荐教学主任、师承指导老师、临床指导老师和教学秘书岗位人选。

4. 定期组织检查本科室中医住培各项工作制度落实情况，严格完成各项培训任务。

5. 建立师资奖励机制，开展师资评估，将带教结果与职称晋升、岗位聘任、绩效考核紧密结合。

6. 完成培训基地部署的其他工作。

轮转培训科室住培教学主任职责

1. 按照中医住培标准和培训计划，完成对培训对象的临床实践活动的指导。

2. 每周应最少有1天及以上时间用于从事住培工作。

3. 按照基地与科室的培训计划，完成教学查房、小讲课、病例讨论、手术带教、模拟培训、出科考核、日常考核工作。

4. 加强对培训对象的管理，严格落实各项规章制度，保证医疗安全。

5. 注重与培训对象的沟通交流，及时掌握培训对象的思想动态，帮助解决实际问题和困难。

6. 完成培训基地和科室部署的其他任务。

轮转培训科室住培管理专干职责

1. 各科室设立住培管理专干，要求主治3年及以上职称，至少连续担任该职1年，用于住院医师规范化培训的工作时间不少于30%。

2. 住培管理专干在科室主任、教学主任领导下负责本科室中医住培日常管理工作。

3. 协助教学主任完成工作计划、工作总结、过程管理相关工作。

4. 加强对培训对象的日常管理，监督并指导培训对象完成培训计划，组织参与培训对象综合评价工作。

5. 协助带教老师指导培训对象。

6. 负责科室住培档案资料管理。

7. 按照科室实施方案开展培训对象的各项培训教学活动。

8. 完成住培职能管理部门、科室主任、教学主任部署的其他任务。

住培带教老师职责

1. 爱岗敬业，每年积极参加院级以上师资培训，自觉学习钻研教学方法，不断提升带教能力和水平。

2. 在临床带教全过程中以身作则，言传身教，教导住培医师发扬医学人道主义，应同情、关爱、尊重病人的言行，处处体现对病人的人文关怀，树立良好的医德医风。

3. 切实关心住培医师的身体健康、起居饮食和工作学习，尊重其人格。不得讽刺、挖苦、侮辱住培医师，不准有伤害其身心健康的行为。

4. 熟悉国家中医药管理局《中医住院医师规范化培训标准》和科室制订的专科培训方案的全部内容，并对所带教的住培医师做出详细的带教计划。引导住培医师向临床医师转换，培养其主人翁精神，培养住培医师的表达能力、沟通能力、中医临床思维能力和临床技能水平等。

5. 应带领住培医师全程参与门诊/病房的医疗活动。有执业医师资格证的住培医师，可按其能力分配管床4～6张，并监督指导其对病人进行日常管理，包括制定初步诊疗计划、按时完成各项医疗文书、认真执行查房制度、实施各项诊疗措施、监督医嘱执行情况、分析各项检查报告、观察处理病情变化。

6. 指导住培医师掌握本科室常见病种的诊疗和临床操作，带领其完成抢救、手术等临床活动，要求其加入所在科室各种疑难危重病例讨论、死亡病例讨论、主任查房等医疗活动，积极承担科室安排的小讲课、教学查房、病例讨论等教学活动，及时批阅并修改住培医师的医疗文书。

7. 每名带教老师带教学员月份数不少于 10 个月 / 年（乳腺科、肛肠科、皮肤科、男性病、外科杂病科、健康管理科、中药房不少于 6 个月 / 年），开展教学查房不少于 2 次 / 年，小讲课不少于 2 次 / 年，病例讨论不少于 2 次 / 年，副高专业技术职务带教老师开展科室专题学术讲座不少于 2 次 / 年。

8. 配合科室住培专干完成住培医师出科考核内容，包括专业理论、临床技能考核，并做好成绩登记。

9. 完成培训基地与科室布置的其他任务。

10. 及时向科室、基地管理部门反馈住培医师对住培工作的意见和建议，达到教学相长的最佳效果。

住培师承指导老师职责

1. 按照中医住培标准完成对培训对象的跟师活动指导，督促培训对象按计划开展跟师学习。

2. 注重中医思维与学术思想传承，牢固树立中医理论、文化、疗效自信，遇到典型病例，予以讲解点拨。

3. 指导培训对象学习 1 部中医典籍、经典著作，负责对培训对象撰写的跟师笔记、典型医案总结、跟师心得和临床经验总结论文等学习材料及时进行认真的批阅与指导。

4. 加强与培训对象的沟通交流，及时解答培训对象的各种疑问与困惑。

5. 完成培训基地和科室布置的其他任务。

6. 按要求参加师承指导老师带教能力培训学习活动。

住培医师职责

1. 严格遵守各项规章制度，服从培训基地、轮转科室、带教医师管理。

2. 按照培训标准和计划完成理论学习、病房培训、门诊培训和跟师学习，全程参与病房和门诊的医疗活动，不断提升中医诊疗能力。

（1）值班：跟随固定带教老师值班，参与病房内医疗相关诊疗操作；专科阶段已取得执业医师资质的住培医师要求单独值班；主动参与科室的各项医疗活动，坚持深入临床，努力学习，刻苦培训，每周培训时间不得少于 60 小时。

（2）管床：负责至少 4 张病床的医疗工作，在带教老师的指导下完成新入院病人接诊、问询、体格检查，及相关病历书写，在带教老师指导下完成医嘱录入及处方开具，对所管病床全面负责。

（3）查房与交班：每日上午、下午至少各 1 次，系统检查所管病人的全面情况，对危重病人要随时观察处理，及时报告带教老师，对新入院、手术后、疑难、待诊断的病人重点关注，每天晨交班由住培医师对前一天入院的新病人进行交班，下班前做好交班工作。

（4）检查结果追踪：追踪病人各项检查结果，仔细分析，及时向带教老师汇报。

（5）按要求书写各种医疗文书。

（6）掌握本专业常见病、多发病的诊断、鉴别诊断及中西医防治方法，掌握本专业基本诊疗操作技术。

（7）积极参与三级查房、主任查房、名中医查房、科内大会诊、疑难病例讨论、死亡病例讨论等医疗活动。

（8）认真做好教学培训活动准备工作，积极参加院、科两级各项教学活动。

（9）应根据培训计划参加门诊培训、跟师学习，按时完成跟师心得、医案整理等学习任务。

3.加强中医药理论、中医经典学习与运用，传承中医精华。

4.第二阶段培训对象指导第一阶段培训对象进行临床诊疗工作，培养组织领导能力。

5.完成培训基地、轮转科室、带教医师布置的其他工作。

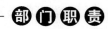

在院长和主管院领导指导下，主持科研全面工作，主要负责科研项目管理、科研平台管理、重点专科（重点学科）管理、各级财政专项项目管理、成果奖励与技术转化管理以及医院国家重大项目（临床研究基地、传承创新工程等项目）管理等工作。科研部下设综合办公室、重点专科（重点学科）办公室、项目（平台）管理办公室，各办公室主要职责如下：

综合办公室工作职责

1. 树立全心全意为医院广大科研人员服务的思想，及时解决科研管理过程中出现的各类问题，深入开展调查研究工作，加强与医院各部门、科室及院外相关单位的沟通联络，树立大局意识，提高服务能力。

2. 认真执行大学和医院制定的各项规章制度，遵守办事原则、工作流程和办文规则，不得违反程序，超越职权，做好各项政策的总结、汇报和宣传工作。

3. 组织开展大学、医院决策目标下的科研规划与实施，注重工作协同与合作，主要包括：

（1）根据科研管理实际需求和发展趋势，及时制订、完善科研管理制度。

（2）认真组织完成各级科研计划项目的申报、中期检查、结题验收、成果鉴定和成果奖励的相关工作。

（3）积极落实大学、医院科研经费使用相关管理文件精神，严格审核科研经费使用情况。

（4）负责组织各级各类重点实验室、研究中心等科研平台的申报与执行审核工作。

（5）积极收集、整理全院各级论文发表、著作出版、专利申请与授权的认定与奖励工作。

（6）积极做好科研成果的推广转化布局与设计工作，推动产学研合作。

（7）认真做好科研相关数据统计与上报、档案整理和保管工作。

（8）积极组织和举办各类科技活动、讲座或培训。

（9）协助大学、医院其他相关部门开展科研相关评审与认定工作。

4. 全部科研部职工应加强专业领域知识的学习，积极创造条件，组织开展各项培训、调研和专题学习，不断提升科研管理工作效率。

重点专科（重点学科）办公室工作职责

1. 负责组织制定医院重点专（学）科发展规划、年度计划及相关管理制度。

2. 负责建立重点专（学）科档案，做好文件、资料信息的收集、整理和归档工作，并设专人负责保管。

3. 负责组织国家、省部级等各级重点（专）学科的申报、中期检查和验收工作。

4. 负责各重点专（学）科经费管理与报销审批，督促并落实各类经费使用。

5. 与医院组织与人力资源部等相关部门配合，做好各级重点专（学）科带头人、学术带头人及继承人的遴选与管理。

6. 负责各重点专科中医临床路径与诊疗方案实施管理，并做好相关数据的统计与上报工作。

7. 积极落实各级主管部门相关管理文件精神，加强与上级主管部门的联系和沟通，采集相关信息，掌握有关动态，供领导决策参考。

8. 做好与重点专（学）科建设有关的其他工作。

项目（平台）管理办公室工作职责

1. 负责医院国家重大项目（中医临床研究基地、传承创新工程等项目）的建设管理，做好项目文件、资料信息的收集、整理、归档工作，起草医院基地建设工作有关的文件、材料，制定建设工作计划和实施方案。

2. 负责医院中央财政及省级财政拨款项目（除基建项目、科研项目以外）的经费统筹、协调和管理。

3. 负责审核项目经费绩效目标，制定管理流程。明确责任主体，协助财务部门规范经费管理。

4. 负责落实项目计划和经费执行进度，在规定时间内完成项目规定的建设内容，并督促项目责任执行部门在规定期限内将经费有效、合规执行完毕。

5. 负责向主管单位提交项目年度进展报告，包括项目执行情况、经费使用情况、项目实施的社会效益等。

6. 负责项目完成后，组织开展自评并形成自评报告，重点评估项目执行情况、目标任务完成情况、项目实施效果、经费使用情况等，并及时向项目主管单位提交自评报告。

岗位职责

主任职责

1. 在主管院领导引领下，负责全院科研管理、重点专科建设、重点学科建设、平台项目建设、学术交流等工作，制定计划，组织实施，协调督导。

2. 负责科研项目、重点专科与学科以及其他科研平台经费的宏观管理，在规定的权限范围内，按医院有关政策审批报销票据。

3. 协助主管院领导抓重点专科与学科建设，促进专科与学科不断发展。

4. 负责全院科研档案的管理。

5. 负责全院大型学术活动组织安排。

6. 全面负责科研部内业务行政工作，及时向分管领导请示、汇报工作，完成领导交办的其他工作。

综合办公室干事职责

在科研部部长的领导下，负责全院科研项目管理工作，全面提升医院科研水平。

1. 根据科研管理实际需求和发展趋势，及时制订、完善科研管理制度。

2. 认真组织完成各级科研计划项目的申报、中期检查、结题验收、成果鉴定和成果奖励的相关工作。

3. 积极落实大学、医院科研经费使用相关管理文件精神，严格审核科研经费使用情况。

4. 负责组织各级各类重点实验室、研究中心等科研平台的申报与执行审核工作。

5. 积极收集、整理全院各级论文发表、著作出版、专利申请与授权的认定与奖励工作。

6. 积极做好科研成果的推广转化布局与设计工作，推动产学研合作。

7. 认真做好科研相关数据统计与上报、档案整理和保管工作。

8. 积极组织和举办各类科技活动、讲座或培训。

9. 协助大学、医院其他相关部门开展科研相关评审与认定工作。

10. 完成领导交办的其他工作。

重点专科（重点学科）办公室干事职责

1. 负责组织制定医院重点专（学）科发展规划、年度计划及相关管理制度。

2. 负责建立重点专（学）科档案，做好文件、资料信息的收集、整理和归档工作，并设专人负责保管。

3. 负责组织国家、省部级等各级重点（专）学科的申报、中期检查和验收工作。

4. 负责各重点专（学）科经费管理与报销审批，督促并落实各类经费使用。

5. 与医院组织与人力资源部等相关部门配合，做好各级重点专（学）科带头人、学术带头人及继承人的遴选与管理。

6. 负责各重点专科中医临床路径与诊疗方案实施管理，并做好相关数据的统计与上报工作。

7. 积极落实各级主管部门相关管理文件精神，加强与上级主管部门的联系和沟通，采集相关信息，掌握有关动态，供领导决策参考。

8. 完成领导交办的其他工作。

项目（平台）管理办公室干事职责

1. 负责医院国家重大项目（中医临床研究基地、传承创新工程等项目）的建设管理，做好项目文件、资料信息的收集、整理、归档工作，起草医院基地建设工作有关的文件、材料，制定建设工作计划和实施方案。

2. 负责医院中央财政及省级财政拨款项目（除基建项目、科研项目以外）的经费统筹、协调和管理。

3. 负责审核项目经费绩效目标，制定管理流程。明确责任主体，协助财务部门规范经费管理。

4. 负责落实项目计划和经费执行进度，在规定时间内完成项目规定的建设内容，并督促项目责任执行部门在规定期限内将经费有效、合规执行完毕。

5. 负责向主管单位提交项目年度进展报告，包括项目执行情况、经费使用情况、项目实施的社会效益等。

6. 负责项目完成后，组织开展自评并形成自评报告，重点评估项目执行情况、目标任务完成情况、项目实施效果、经费使用情况等，并及时向项目主管单位提交自评报告。

7. 完成领导交办的其他工作。

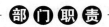

1. 临床试验机构办公室由医院药物临床试验机构直接领导。

2. 必须认真贯彻、执行各级食品药物监督管理部门的各项法规和政策。

3. 必须严格遵照国家食品药物监督管理局颁布的《药物临床试验质量管理规范》及相应法律法规，负责对药物临床试验的全过程进行监督、检查及质量控制。

4. 负责向申办者介绍、解释有关临床试验的政策法规、临床试验程序和其他各项管理制度。

5. 负责与申办者确定临床试验研究人员并对参加临床试验的研究人员进行资格审查。

6. 负责与申办者共同组织临床试验前协调会，讨论药物临床试验方案、病例报告表（CRF）、知情同意书等，并与申办者签署临床试验合同。

7. 必须在获得伦理委员会批准后，才可以组织实施临床试验。

8. 负责与临床试验主要研究者一同对参加临床试验研究人员进行启动前培训。

9. 应加强试验药物／医疗器械的管理，确保试验按照管理规定进行接收、存贮、发放、回收和销毁。

10. 应定期检查、督促、了解临床试验项目的进展情况与存在的问题，定期召开临床试验协调会，讨论并解决临床试验中存在的问题，以保证试验如期完成。

11. 组织各临床试验研究专业制订临床试验方案及标准操作规程（SOP）和管理制度。

12. 负责临床试验项目的临床试验文件、档案的管理。

13. 负责处理药物临床试验（GCP）机构的其他日常事务。

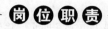

岗位职责

主任职责

1. 负责机构的全面日常管理。

2. 负责接受、安排药物及医疗器械的临床试验任务。

3. 负责临床试验项目立项评估，包括风险的评估，负责落实试验专业及项目负责人。

4. 组织项目负责人撰写临床试验研究方案等文件，组织研究实施。

5. 负责洽谈合同，负责临床试验经费管理。

6. 负责协调各专业科室的临床试验工作。督查研究项目的临床试验工作，定期与不定期监察、抽查在研项目的进度与质量。

7. 负责组织机构有计划地进行 GCP 及相关知识培训。向主管领导提交组织国内外业务交流、讲学和培训计划。

8. 审核已完成的项目的临床试验报告表（CRF）等原始材料及总结报告。

9. 定期组织召开机构各专业人员会议，通报机构工作情况。

10. 定期向机构主管领导汇报临床试验工作和研究情况，并布置下一阶段的工作。

11. 负责接待稽查、视察、检查。

12. 副主任协助主任完成分管工作。

办公室秘书职责

1. 协助主任实施临床试验机构的各项日常工作。

2. 参加临床试验机构工作会议，做好详细记录，并及时传达上级主管部门的有关指示。

3. 草拟临床试验机构建设及工作计划，并做好年度总结及培训计划。

4. 负责药物临床试验管理系统的项目信息管理。

5. 督促检查各项临床试验工作，发现问题及时向临床试验机构主任汇报，并提出解决办法。

6. 督促检查临床试验机构各项临床规章制度的执行情况。

7. 负责与伦理委员会联络，对伦理委员会提出的有关问题做出必要的解释。

8. 负责组织接待监查、稽查。

项目管理员职责

临床试验项目管理分试验前、试验中、试验后三部分进行，其管理员职责分别如下：

1. 试验前管理

（1）梳理试验前提交项目资料，协助立项，审核药管系统相关项目。

（2）熟悉研究者手册、试验方案。

（3）负责专业项目资料的接收、发放等。

（4）协助机构办公室主任做好项目的启动培训和记录，做好对项目药管系统参数的设置等工作。

（5）负责试验首笔款项到账医院的核实工作。

2. 试验中管理

（1）项目入组前3例病例及项目入组病例数一半时对项目抽查进行质量控制，检查知情同意书签署、研究过程资料填写是否完整和准确，溯源医院信息系统（HIS）、实验室信息管理系统（LIS）、医学影像归档与通信系统（PACS）、药管系统等源数据及其他，做好质量控制检查记录，发现问题，进行反馈，督促整改落实，并有整改落实记录。

（2）定期梳理试验进度；督促研究者及时、准确、完整和规范地填写研究病历；协助监查员进行监查工作；整理项目临床研究协调员（CRC）对项目进程中问题的反馈，组织专业科室进行问题学习，督促整改落实并且有相关记录。

（3）登记并存档研究过程中与申办单位、临床监查（CRA）公司相关物资交接、项目管理等资料。

（4）协调处理临床试验过程中出现的问题、协助第三方稽查等各项日常工作。

3. 试验结束后管理

（1）试验结束后，研究病历、受试者日记卡等原始资料，归档前，提醒并协助机构办公室主任组织质量控制检查，并做记录，督促整改落实，并有相关记录。

（2）试验结束后，按医院《药物／器械临床试验保存文件目录》负责专业项目资料（包括研究病历、知情同意书、总结报告等）清点、回收及归档工作。

（3）资料不全时，督促有关人员补齐差漏资料。

（4）对药管系统内相关资料进行完善填写。

（5）负责医院尾款结算及试验尾款的到账核实工作。

（6）协助后期数据答疑，总结统计报告签字盖章及 NMPA 和各省局的检查等工作。

药物管理员职责

1. 试验用药物管理员应由具备一定医药学知识的学科专业人员兼任，并可以配备研究助理人员给予协助，人员均经相关 GCP 及相关知识培训。

2. 试验启动前，机构药物管理员熟悉试验方案，协助制作临床研究专用处方，建立独立的试验用药品管理文件夹，做到专项、专夹、专柜。

3. 负责试验药物的验收入库、保管、发放、退还或销毁（申办者）的工作，并及时做好药物管理记录。

4. 试验用药物由申办单位与机构药物管理员共同核对，做好接收工作，并做好相关登记。

5. 试验用药物应放置在条件适宜的药物储存室，不同项目的临床试验药物应分别妥善管理，保护试验用药物的独立包装，以免破盲。

6. 试验完成后，及时回收剩余药物；临床试验结束后，监查员与机构药物管理员共同核对药物数量，将剩余药物销毁，或退回申办单位。

7. 不得利用试验用药物向受试者收取任何费用，不得将试验用药物转交、转卖或销售。

8. 负责接待试验药物管理工作的监查、稽查。

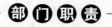

1. 伦理委员会办公室在伦理委员会主任领导下负责伦理委员会的日常工作。

2. 伦理委员会办公室应根据相关法规与指南，组织制定伦理委员会管理制度、指南与标准操作规程。应定期审核相关制度、指南与标准操作规程，必要时加以修改完善。

3. 伦理委员会办公室应确保伦理委员会工作遵照既定管理制度、指南与标准操作规程。

4. 伦理委员会办公室负责向申请人公开伦理审查申请 / 报告指南，说明需要提交伦理审查的研究项目范围，各类伦理审查申请 / 报告的定义与送审文件要求，并为申请人提供伦理审查申请表 / 报告的模板。

5. 伦理委员会办公室应建立与其他伦理委员会之间的信息交流与工作合作机制。

6. 伦理委员会办公室应建立独立的档案文件管理。

7. 伦理委员会办公室负责组织安排伦理委员会成员接受有关生物医学研究的伦理道德和科学方面的初始培训和继续教育。

岗位职责

主任职责

1. 在主任委员领导下，负责伦理委员会办公室的日常行政管理工作。

2. 受理伦理审查申请，定期组织伦理委员会办公室会议，必要时组织召开紧急会议。

3. 决定初始审查、跟踪审查、复审的审查方式，接受和处理受试者抱怨。

4. 为了切实保护受试者，加强对临床试验的监督检查，组织访查小组，安排访查活动。

5. 根据伦理审查的要求，与主要研究者、申办者、课题负责人沟通、交流相关伦理事宜。

6. 组织标准操作规程和指南的复审、修订。

7. 制定伦理委员会培训计划并组织实施，提高伦理审查工作的质量。

8. 制定伦理委员会的年度工作总结与工作计划。

9. 负责伦理委员会的经费管理。

10. 定期向伦理委员会主任汇报伦理各项工作的情况，并布置下一阶段的工作。

11. 开展临床研究伦理问题的研究。

秘书职责

1. 协助伦理办主任受理和初审伦理审查资料。

2. 负责伦理审查会议的会务安排，会前将资料分发到位。

3. 安排会议议程、会议审查项目与会议报告项目。

4. 负责做好会议笔记，会后整理会议记录。

5. 准备审查决定文件，提交主任委员审核签发。

6. 协助标准操作规程和指南的复审、修订。

7. 协助受理受试者抱怨，开展实地访查。

8. 整理项目审查材料，建档与归档。

9. 负责在机构网站公开伦理审查的信息。

10. 协助主任做好伦理委员会办公室的日常行政管理其他工作。

11. 开展临床研究伦理问题的研究。

干事职责

1. 负责安排会场，准备与提前送达审查材料，通知会议参加人员。

2. 负责会议签到，申请人进场与退场，分发、回收审查材料与投票单。

3. 协助做好会议笔记和会议记录。

4. 传达审查决定，请申请人签署责任声明。

5. 负责伦理委员会与申请人、委员、受试者之间的联系工作。

6. 负责分发标准操作规程和指南。

7. 承担伦理委员会办公室的日常事务工作，如档案保管、技能培训等工作。

财务部工作职责

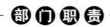

1. 组织医院贯彻执行国家有关财经法律、法规、方针、政策和制度，建立健全医院财务管理制度、内部会计控制制度、预算制度岗位职责、工作制度。

2. 负责编制医院全面预算和年度财务预、决算，做好财务分析，提供真实、可靠、准确的财务信息。

3. 负责医院财务运行状况的分析和预测，进行成本费用控制，降低消耗，节约费用，提出财务运行、费用控制和资金使用的合理化建议和意见，拟定资金筹措和使用方案，保证资金使用安全性、合理性、合法性和效率效益性。

4. 参与医院基本建设、维修工程、设备购置等重大经济事项开支的审查，对基建工程、大型设备购置等从财务角度进行可行性分析和论证；参与医院对外的各种经济合同、协议及其他经济文件的拟定与审查，参与经营开发、收费价格和工资绩效等福利方案的制定。

5. 负责医院日常会计核算、财务报销审核工作，严格经费支出的核算和管理。

6. 负责本部门财会人员配备、岗位培训和业务技能考核工作。

7. 负责组织医院财产清查和固定资产增减、报废、报损的管理审核工作，做到账账、账实、账卡相符。

8. 负责迎接上级主管部门、财政、税务、审计、医保等部门的检查，贯彻执行国家有关政策、法规，维护医院权益。

9. 负责会计师事务所审计年度会计报表及住房公积金、税务、财政票据等工作。

10. 严格执行医保政策和各项医疗收费标准，合理收取住院预交金，认真细致地做好住院病人入院登记、医保费用核算、出院结账收费，以及各医保中心的年度结算等工作。

11. 根据事业计划和按照规定的统一收费标准，合理组织收入，收取病人的各项门诊医疗费用，按医院制度办理各项退费。

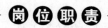

岗位职责

财务部主任职责

1. 建立健全医院财务管理制度、内部会计控制制度、预算制度岗位职责、工作制度。

2. 组织编制医院全面预算和年度财务预、决算，做好财务分析，确保财务信息真实、可靠、准确。

3. 组织医院财务运行状况的分析和预测工作，控制成本费用，降低消耗，节约费用，对财务运行、费用控制和资金使用提出合理化建议和意见，拟定资金筹措和使用方案，保证资金使用安全性、合理性、合法性和效率效益性。

4. 参与医院基本建设、维修工程、设备购置等重大经济事项开支的审查，对基建工程、大型设备购置等从财务角度进行可行性分析和论证；参与医院对外的各种经济合同、协议及其他经济文件的拟定与审查，参与经营开发、收费价格和工资绩效等福利方案的制定。

5. 负责医院日常会计核算、财务报销审核工作，严格经费支出的管理。

6. 负责本部门财会人员配备、岗位培训和业务技能考核工作。

7. 负责组织医院财产清查和固定资产增减、报废、报损的管理审核工作，做到账账、账实、账卡相符。

8. 负责迎接上级主管部门、财政、税务、审计、医保等部门的检查，贯彻执行国家有关政策、法规，维护医院权益。

9. 负责会计师事务所审计年度会计报表及住房公积金、税务、财政票据等工作。

10. 承办领导交办的其他工作。

财务管理办公室主任职责

1. 在医院领导下，负责本院的财务工作。领导财务人员认真履行职责，做好各项财务管理工作，为医疗一线提供优质服务，保证医疗任务的完成。

2. 贯彻国家财政财务相关法律法规制度，遵守国家财政纪律。按照《会计法》《医院财务制度》《医院会计制度》《医疗机构财务会计内部控制规定（试行）》和《预算法》的要求，抓好组织落实。

3. 根据事业计划和按照规定的统一收费标准，合理组织收入。根据医院特点、业务需要进行成本费用控制，降低消耗，节约支出。

4. 根据医院收入增减因素、事业需要、业务活动需要和财力可能，正确、及时编制年度和季度（或月份）的财务预算，定期对预算执行情况进行分析，并按照国家规定编制和上报部门预算。

5. 按照医院财务管理需要和内部控制的要求合理设置财务人员工作岗位，配备好财务人员，按照医院会计制度的要求组织财务人员进行会计核算，按照规定的格式和期限报送会计月报和年报，搞好财务决算，做好财务分析。

6. 按照医院会计制度的要求组织财务人员进行成本核算，按照规定的格式和期限报送成本月报和年报，为运营管理办公室核算绩效提供数据，进行分析。组织好医院绩效发放工作。

7. 组织财务人员定期报送税务机关各类报表，履行医院纳税及代扣代缴个税的义务。

8. 负责制定本办公室工作计划，对全院财务工作进行研究、检查和总结。

9. 参与医院财产清查，保障国家财产物资的安全，做到账账、账实相符。监督检查固定资产使用效益和报废处置情况，防止浪费和药品物资积压。

10. 定期和不定期对单位财务状况进行分析，及时向医院管理层提供全面、真实、可靠的财务信息。

11. 负责与财政、审计、税务、银行等有关单位的工作联系，协调处理好与这些部门的关系，贯彻执行国家有关政策、法规，维护医院权益。

12. 完成院领导交办的其他工作。

住院结算中心主任职责

1. 在财务部长的领导下，制定科室规章制度、人员岗位职责、住院结算工作计划及具体方案，检查并督促工作的落实情况。

2. 负责住院结算中心的日常具体工作安排，及时了解各岗位工作情况，发现问题及时处理，重大问题立即向财务部长汇报。

3. 负责住院资金和各类票据的管理，加强资金的内部控制。严格执行财务制度，督促核查所收取的住院资金全部、及时、足额上缴医院账户。

4. 负责住院科与临床科室、职能科室之间的协调与沟通。协调处理病人与工作人员的纠纷。

5. 定期组织科内业务学习和廉洁勤政培训，不断提高科内人员的业务素质和思想水平。

6. 完成院领导和部长交办的其他各项任务。

主管会计职责

1. 依据《会计法》贯彻落实财经政策和财经纪律，严格执行《医院财务制度》《政府会计制度》和医院相关财务制度。协助科长处理会计业务，根据医院会计制度规定设置总账，总账科目不得随意增减。

2. 收集全院会计资料并进行审核，负责医院所有经济、会计事项的监督和审核工作。对入账的记账凭证进行审核，确保会计凭证的真实性、完整性。

3. 每月对现金、银行、药品、制剂、物资、设备等会计项目进行账务核对，协助查找错账。

4. 负责有关往来经济单位的账目核对、清查工作。

5. 及时、正确地编制会计报表。每月根据总账和有关明细分类账的账户余额及其他有关资料，按国家统一的报表格式和要求编制会计报表，并对重大事项进行说明。

6. 负责医院年终决算及年初预算的编制工作。负责日常查账咨询工作，及时为科室领导提供有关经济数据并进行财务分析。

7. 协助科主任做好科室事务和会计人员的管理、继续教育等工作。

8. 完成科主任交办的其他工作。

稽核会计职责

1. 严格执行医院各项财务制度，依据合法合规、真实有效、手续齐全的原始凭证，相关合同、协议及国家与医院财务制度规定认真仔细计算、稽核和审签，严格把好报账关口。

2. 对于报账内容和开支渠道不明确的，要询问报账当事人，并当即记于原始凭证上。不付现只销账的原始凭证，要注明冲谁的账。

3. 对出纳开出的现金支票和转账支票的日期、收款人、内容、金额大小写即时进行符合性和正确性审核，特别注意支票存根联与银行支付联的一致性。符合规定要求的，加盖单位法人代表印鉴，不符合要求的退回出纳重开，并及时正确登记现金支票和转账支票的日期、内容、金额和支票号码，并由持票人签收。

4. 做好教学经费、党费、抚恤费等各类辅助账的登记。

5. 妥善保管所有合同、协议，按编号有序存放。每年年终要对合同、协议清理一次，将权利和义务已履行完毕、款项已结清的合同、协议抽出来，按时间先后排序，交档案会计装订成册，归档保管。

6. 完成科主任交办的其他工作。

内出纳职责

1. 根据相关科室出具的收款通知，正确无误收取现金，并开具收款收据。银行转账收取的款项，需开收据的应依据银行加盖收讫章的进账单开具转账收款收据。

2. 依据报账会计审签的付款原始凭证正确支付现金或开具支票、网银支付。支票加盖单位财务专用章印鉴，并正确计算和填写支付电子密码，确保支票绝对事项准确、完整，支票存根联与银行支付联一致，并要求持票人在支票存根联上签字。正确填写网银支付事项，将付款原始凭证交财务部长授权支付。

3. 妥善保管好银行空白支付票据、财务专用章、在用有效空白发票或收款收据及其他有价证券。

4. 根据实际支付现金的需要及时到银行提取备用金，每天工作终了，超过库存限额（1000元）以上的现金要当日全部解存银行。每日库存金额不能超过1000元，库存现金要存放在保险柜内。存、取款在10000元以上的必须有安全保卫人员全程陪同。

5. 每日终了要加总当日收、付款金额，计算出账面现金余额，并与实际库存现金核对相符。当累积收、付款原始凭证达到一本时，要及时盘点整理，填写本册现金收、付、余封面，交制单会计编制记账凭证。

6. 每个月根据各科室报送的绩效明细表，网银支付到个人。

7. 整理各类单据和相关数据，做好现金、银行凭证、绩效明细等的保管、传递及交接工作。

8. 完成科主任交办的其他工作。

外出纳职责

1. 在财务管理办公室负责人的领导下，办理收费处现金收付和银行结算业务。

2. 每日将收费处、挂号室、住院结算中心收款入库，并当日存入银行。

3. 逐笔核对当日收付款项，随时核对银行存款明细账。

4. 整理门诊收费相关单据，及时传递给会计记账，做到日清月结。

5. 核对门诊退票，复核或定期抽查门诊、住院的收据存根。

6. 完成科主任交办的其他工作。

收入、往来会计职责

1. 在财务管理办公室负责人的领导下，严格按照国家和医院的各项制度和经费开支标准对医院的各项收入、往来开支进行核算，对各种原始凭证进行审核。

2. 编制记账凭证。根据审核无误的原始凭证等，按照医院会计制度规定的会计科目，编制记账凭证并进行成本归集成本核算。要做到科目准确，数字真实，内容完整，记载清晰，折叠整齐，处理及时，账证、账实相符。

3. 登记账簿。按会计制度的要求设置并及时登记总分类账、明细分类账，及时进行核对，做到账证、账账、账实相符。

4. 经常检查收、支情况，分析收入、成本费用升降原因，提出改进意见，及时向本科室领导反映情况。

5. 做好往来账款的管理。对各项往来款项，要严格审核其真实性，并按收付单位、个人设置明细账。严格执行结算纪律，及时清理债权债务，防止呆账、死账发生。

6. 完成科主任交办的其他工作。

薪资核算会计职责

1. 根据组织与人力资源部提供的每月工资变动通知单进行人员变动，准确核算职工工资的应发数、代扣数和实发数。每月 19 日前将招聘人员、每月 25 日前将在编人员工资发放到位。

2. 负责工资册的打印与发放工作，按月装订工资册。妥善保管工资调扣的原始通知资料以及负责入档前这些资料的保管工作。

3. 负责计算职工个人所得税，在工资中代扣代缴。协助个人所得税申报。

4. 负责职工住房公积金的汇缴和管理。完成每年的住房公积金年检工作。

5. 完成科主任交办的其他工作。

库房会计职责

1. 在财务管理办公室负责人的领导下，严格按照国家和医院的各项制度和经费开支标准对医院的药品、制剂、物资、设备各项开支进行核算。对各种原始凭证进行审核，按审批流程报各部门进行审批。

2. 编制记账凭证。根据审核无误的原始凭证等，按照医院会计制度规定的会计科目，编制记账凭证并进行成本核算、归集，审核固定资产卡片。要做到科目准确，数字真实，内容完整，记载清晰，折叠整齐，处理及时，账账、账实、账卡相符。

3. 制剂会计对制剂产品（含治未病中心产品）进行全成本核算。精确计算各制剂产品产值、成本、利润等数据，并进行成本分析。

4. 设备会计按医院要求对部分重要固定资产定期进行效益分析。

5. 登记账簿。按会计制度的要求设置并及时登记总分类账、明细分类账，及时进行核对，做到账证、账账、账实相符。

6. 经常检查收支情况，分析费用升降原因，提出改进意见，及时向本科室领导反映情况。

7. 做好往来账款的管理。对各项往来款项，要严格审核其真实性，并按收付单位、个人设置明细账。严格执行结算纪律，及时清理债权债务，防止呆账、死账发生。

8. 配合各相关部门做好所属物资的盘存管理工作，定期或不定期与资产管理部门核对各类资产，参与医院固定资产大清查。对各类资产的采购、出入库、领用、调拨、报废、盘亏或盘盈进行核算，做到账账、账物、账卡一致。

9. 完成科主任交办的其他工作任务。

HRP 财务系统管理职责

1. 负责解决各部门医院资源规划（HRP）系统使用人员日常故障，确保各部门 HRP 系统使用人员对 HRP 系统的正常使用。

2. 收集各部门 HRP 系统使用人员的各种需求，及时反馈给 HRP 软件公司，督促软件公司对系统的维护更新。

3. 负责 HRP 系统基础设置变动、维护（科目、人员、项目、物资等信息的新增、变动、停用等）。

4. 从 HRP 系统中调取各部门需要的财务成本数据。

5. 按财务制度，配合财务部、运营与绩效管理部等部门进行各类财务、成本数据的查询、调用工作。

6. 检查数据备份，做好各类财务电子档案的管理。

7. 完成科主任交办的其他工作。

基建会计职责

1. 熟悉国家财经法规、医院会计制度，准确掌握基建会计科目核算的内容。

2. 熟悉基本建设程序，按照国家财经法规和基建工程合同进度，严格按照审批流程，支付基建工程款。

3. 对基建发生的原始凭证进行审核，严格审核付款凭证，做到手续完备。

4. 按时编制基建会计报表，并及时报送有关部门和有关人员。

5. 做好基建往来款项的清理工作，并做好已完工工程结算和资产移交工作。

6. 做好基建会计资料收集、整理、归档、移交工作。

7. 完成科主任交办的其他工作。

银行对账会计职责

1. 在财务部负责人的领导下，协助管理医院的各银行账户。负责账户年检、报表提供、事项变更等事务。

2. 每月负责将各银行账户的银行对账单与医院银行账进行核对。负责各类银行单据收取的及时性、完整性。

3. 每月编制银行存款余额调整表。

4. 查找未达账项产生原因并以书面形式提交给相关制证人进行账务处理。

5. 负责办理银行承兑汇票。对其他货币资金明细账与银行账进行核对。

6. 完成科主任交办的其他工作。

移动医院管理会计职责

1. 确保门诊自助机、微信、支付宝的正常使用。

2. 每周定时完成自助机的现金缴款、清机对账。

3. 及时处理因自助机、微信、支付宝故障,导致病人充值失败的退费问题。

4. 每日核对医院微信、支付宝的账务报表。

5. 按期将微信、支付宝收款银行凭证整理之后交与银行会计进行账务处理。

6. 每月末对诊疗卡进行盘点对账。

7. 完成科主任交办的其他工作。

项目会计职责

1. 在财务管理办公室负责人的领导下,严格按照国家和医院的各项制度和经费开支标准对医院的各项目专项经费和科研课题经费开支进行核算,对各种原始凭证进行审核。

2. 编制记账凭证。根据审核无误的原始凭证等,按照医院会计制度规定的会计科目,编制记账凭证。要做到科目准确,数字真实,内容完整,记载清晰,折叠整齐,处理及时,账证、账实相符。

3. 登记账簿。按会计制度的要求设置并及时登记总分类账、明细分类账,及时进行核对,做到账证、账账、账实相符。

4. 做好项目专项经费和科研课题经费的管理。及时向国库支付系统申请专项资金。资金到位后，及时通知各相关科室，做好项目专项经费支出预算，发放项目专项经费本。

5. 对各专项、科研课题往来款项，要严格审核其真实性，并按各项目、科研课题设置明细账。负责日常查账、对账，配合各类专项资金检查。

6. 严格执行结算纪律，及时清理、定期通报经费使用余额，防止资金沉积。

7. 完成科主任交办的其他工作。

预算会计职责

1. 协助科主任实施预算管理制度、相关工作流程的建立及完善。

2. 在财务管理办公室负责人的领导下，负责归集、编制医院财政部门预算、医院科室支出预算，适时提出调整、修正建议。

3. 会同有关部门抓好预算内外收入管理，负责各项财政资金拨付的监督管理，协调在预算执行中出现的问题，调查分析医院收支、科室收支情况，提出增收节支和平衡预算的措施，协助贯彻制订相应的财务管理制度和开支标准。

4. 负责各科室预算的汇总整理及上报，负责各科室预算执行情况的跟踪、落实及控制。

5. 定期反映医院预算收支执行情况，按月度、半年度和年度及时编制预算报表，负责预算执行差异分析报告的撰写。

6. 根据预算执行情况，负责相关绩效考评数据的申报。

7. 完成科主任交办的其他工作。

医保结算、税管会计职责

1. 按照国家医保的政策规定及医院有关规章制度，负责医保诊疗病人医疗费用与各医保机构财务结算工作。

2. 向各医保机构及时报送住院报销费用支付单。

3. 按各医保机构要求，打印医疗住院收费票据。

4. 根据各医保机构运行方案及服务协议，正确归类，准确结算。

5. 认真对结算相关数据进行复核，做好医保财务结算报表。

6. 加强与医院医保中心的工作联系，妥善处理医保财务结算中的问题。

7. 学习掌握各地医保诊疗政策和相应的调整规定并正确执行，及时保持与各医保机构的财务人员沟通。

8. 每月及时办理个税申报缴纳，打印缴税凭证，按时向税务部门报送会计报表。完成每年的税务年检工作。

9. 完成税务局相关数据上报工作。

10. 完成科主任交办的其他工作。

会计档案、票据管理员职责

1. 对所有会计核算资料必须经过严格的审核、整理、立卷，按程序编号、订装成册、归档管理。

2. 凡是会计档案必须合理分类、妥善保管、存放有序、方便查找。

3. 借阅财务会计档案必须履行审批、登记、注销手续。

4. 各种财务会计档案、票据保管期限届满需要销毁时，应按国家规定执行。销毁时由医院档案部门会同财务部门共同鉴定、编制造册，并报请上级主管部门批准方可进行。

5. 医院使用各种票据，须由财务部门派专人向有关部门购买，或由财务部门根据业务需要，提供票据种类、格式、数量等内容的印刷计划，经院领导批准，专门印制。

6. 票据管理人员负责登记收费票据的购买、发放、核销的日期、名称、起止号码、规格及数量等信息。票据领取人应对相关内容确定后签字。

7. 各种票据只限于规定的业务范围中使用，不得超范围使用，不得向外单位转让、借用、代开，不得伪造票据。

8. 票据的核销。各种收据应以结账单的收据区间号码、存根及日报表为依据进行审核后核销。票据遗失、短少应及时向财务部门报告并登记备案。

9. 完成科主任交办的其他工作。

成本会计职责

1. 在财务管理办公室负责人的领导下，严格按照国家和医院的各项制度、经费开支标准，对医院各项收入、往来开支进行核算的各类记账凭证的成本核算、归集进行审核。

2. 对各类成本进行采集，并进行核算。

3. 要做到成本核算、成本归集科目、科室准确，数字真实，内容完整。

4. 正确编制成本相关报表，并进行成本分析，提出改进意见，及时向本科室领导反映情况。

5. 做好成本数据的管理和应用。

6. 完成科主任交办的其他工作。

门急诊收费员职责

1. 严格遵守财务规章制度，贯彻执行国家《现金管理暂行条例》和《备用金管理办法》的规定。

2. 收取病人的各项门诊医疗费用，按医院制度办理各项退费，做到数字准确、账目清楚，收付现金时要唱收唱付、当面点清，发现伪钞当面退还。

3. 严格执行财务结算纪律，门诊收费款项每日及时填制收支日报表、清点 POS 机款，现金足额解缴单位银行账户，任何人不得挪用公款，不坐支，不转借，日清月结，保管好收支日报表底联以备查，确保医院资金安全。

4. 为病人打印收款收据、费用明细单等，收据领用要严格按照请领手续办理。个人领用收据后要妥善保管，不准丢失，不准借用或挪用他人收据，不准任意作废、涂改收据。严格执行票据使用管理规定，使用统一发票、收据。做好票据的领用、保管，不得遗失发票和收据。

5. 严格执行物价收费标准，根据医生手工、电子处方划价，做到准确无误。杜绝不合理收费。

6. 配合医保部门，做好铁路医保等相关医保病人收费工作。

7. 保管好备用金，不得挪用备用金，保管好保险柜钥匙，每天下班将现金、收据、印章等锁存保险柜。

门急诊收费处审核人员职责

1. 负责收款收据和结算单据的审核，防止结算错误，做好票据的收发、领用、缴销工作。

2. 负责病人退费合理性的审核。

3. 根据日报表，对收费人员收取的现金数、POS 机款、扫码付、支票等进行审核。

4. 对收费人员领取的收款收据和各种有价证券进行登记、发放、审核。

5. 兑换医院收费工作需要的零钱。

6. 负责对收费处日常工作的管理。包括日常排班、收费员的业务指导、处理各类窗口纠纷等工作。

7.配合医院医疗服务政策执行，收费处应及时做出相应调整。

8.做好与临床科室、职能科室之间的协调与沟通。

9.完成科主任交办的其他工作。

住院结算出纳职责

1.严格遵守医院财务规章制度，贯彻执行国家《现金管理暂行条例》和《备用金管理办法》的规定。

2.及时准确办理入院登记、退办、住院预交款、出院结算、自费病人中结、打印病人结算汇总清单、有关费用查询等业务。

3.每日必须交清账目，继续上班的除外，其余账目一律缴清。下午5点前必须将所收取的现金及时、足额交存银行，预交款尾款及备用金下班前按时放到保险柜。

4.每天进行现金盘存，做到账实相符。不得坐支现金，不得白条抵库。出现长、短款要及时报告组长和科长，以便及时查询原因和采取应对措施。

5.严格执行票据使用管理规定，使用统一发票、收据。做好票据的领用、保管、上缴工作，不能遗失发票。

6.保管好各种公用图章和住院核算资料，由于使用不当或保管不善出现问题，追究相关人的责任。

7.协助医保、农合组做好相关医保农合病人结算工作。

8.完成科主任交办的其他任务。

住院结算出纳组长职责

1.负责住院科、急诊收费室的住院现金的收缴，及转账支票、微信支付、急诊垫付费的入账工作。资金做到日清月结，监督催促收费人员的资金上缴。

2. 现金收缴工作必须做到及时、数字准确，与收费员、银行交接须当面点清。

3. 负责现金日报表的登记、交账清单的汇总工作，做到字迹工整、数字准确。负责核对收入滚动表、审核日报表、急诊日报表、医保统筹结算单、收款退费票据等，及时向财务科报送住院核算资料并交资料保管员归档。

4. 负责换兑零钱、库存现金的保管工作，除备用金外，其余资金尽可能缴存银行，最大限度降低库存现金量。

5. 负责票据的管理，检查收费人员的票据使用的连续性和完整性，核查是否出现跳号、断号的情形；是否相互借用；作废发票是否一式三联都在，且注明"作废"二字。收费员交账前，须经组长核查签字后方可交到财务科。

6. 负责对收费员的现金进行不定期抽查盘点，监督好每个收费员的资金安全情况，防止挪用公款，确保医院资金安全。

7. 及时处理突发情况，如发生病人与工作人员之间的纠纷和冲突，做好解释、调解工作，维护科室和医院形象，解决不了的，及时通知科室负责人。

8. 每月末及时处理欠费，向财务管理办公室报送住院欠费月报表。

9. 负责监督、维护科室的组织纪律和科室卫生。

10. 协助资料员向财务管理办公室领送票据。

11. 负责排好科室排班表，及时递交科室负责人。

12. 完成科主任交办的其他工作任务。

医保、农合核算员位职责

1. 遵守国家财政方针及医院各项财务制度，严格执行医保政策和法规。

2. 负责及时、准确办理医保、农合住院病人的入院登记、出院结算工作。

3. 负责省、市、区、县、异地各类医保病人住院费用的核算。仔细审核当日出院病人的住院费用（医院 HIS 系统总费用与医保总费用是否一致），对未纳入医保计算机系统的各区离休人员、伤残优抚医保人员进行手工结算。

4. 严格按照医保工作流程办事，负责与医疗保障部、信息中心、各临床科室沟通，及时解决医保核算工作中出现的问题。

5. 做好本岗位文件材料收集、整理、归档工作。每月按时负责收集整理医保、农合、异地城居病人的出院小结、身份证复印件、医保结算费用清单和结算报表，根据各市、县编号建立每个病人资料袋并报送医疗保障部。

6. 完成科主任交办的其他各项工作。

住院结算医保组长职责

1. 负责汇总打印医保及农合住院费用的各项报表，整理并报送医疗保障部。

2. 负责梳理汇总未结算病人的费用情况，协助做好欠费情况上报工作，将欠费情况告知病区。

3. 清理核对各医保系统与医院 HIS 系统的在院病人是否相符，发现问题及时处理。及时梳理并上传新农合的补录信息。

4. 复核单病种病人结算单，发现单病种超标及时与病区沟通处理。根据领导批复的有关优惠减免报告进行费用审核。

5. 审核长沙市各区的离休、优抚病人医保手工结算情况，收集整理资料上报医疗保障部。

6. 根据科长批示处理病人出院结算后退费、急诊费用补录，医保、农合病人医保补录、退办、出院召回等各类特殊问题。

7. 根据各医保中心政策及时、准确地分类做好各医保中心病人的年度结算工作。

8. 负责办理无偿献血用血费用网上直报工作，收集资料扫描并上传相关信息，确保无偿献血用血费用直报工作的顺利进行。

9. 完成科主任交办的其他各项工作。

住院结算资料保管员职责

1. 负责病人支票的查询、进账和保管。收集出纳组前台受理的转账支票，连同填制的进账单送交开户银行进账，同时清理、核对银行到账单，及时交出纳组长给病人上账。

2. 严格按《票据管理暂行办法》办理各类票据收发、领用、存档、核销工作。发放、注销票据，建立票据管理台账。对没有按时缴交票据的应定期核对催交。

3. 负责对医保农合结算单、出院结算发票进行收集、整理、编目、调阅和归档。存档资料应妥善保管、有序存放、方便查阅，严防毁损、散失和泄密。

4. 协助将已结账的医保、农合结算单分省、市、异地城居医保，按姓氏排序整理归类，报送医疗保障部。

5. 负责科室办公用品的领用及后勤管理工作。

6. 按相关程序负责病人发票遗失补办的事宜。

7. 接受医保、农合中心的业务指导和监督检查，准备迎检相关资料。

8. 完成科主任交办的其他各项工作。

医保审核员职责

1. 遵守国家财政方针及医院各项财务制度，严格执行医保政策和法规，不断学习和了解医保政策新的变化。

2. 协助信息管理员做好数据处理工作。查询各种因程序或误操作引起的数据不符情况，并就政策或药品匹配问题与医疗保障部有关人员沟通解决。

3. 及时准确汇总、打印农合医保、省普通、离休、生育、市普通、居民、生育、各区、望城等医保病人的出院结算汇总、明细月报表，并核对、整理结算清单，报送医疗保障部。

4. 负责审核未纳入医保计算机系统的各区离休人员、伤残优抚人员、市工伤医保人员手工结算情况。

5. 负责医院开展的各种医疗优惠活动手工结算工作，填制优惠报表。

6. 每月末完成上月结算病人住院欠费月报表的编制，及时与病房沟通。对大额欠费、特殊欠费的情况及时向科主任汇报。

7. 根据各医保中心政策及时、准确地分类做好各医保中心病人的年度结算工作（省、市、县职工及居民、城居大学生、离休、异地病人的年度结算时间不同）。

8. 完成科主任交办的其他各项工作。

住院结算信息管理员职责

1. 严格执行医保政策和法规，不断学习和了解医保政策新的变化，指导全科医保核算工作。

2. 负责住院结算中心各电脑工作站普通软件安装及维护，医保、农合系统升级更新，保证窗口电脑正常运行。

3. 负责医保住院病人日常费用数据传输及下载，及时将数据余额刷新到每个病区。确保 HIS 系统数据上传医保中心、农合中心的准确性、安全性。

4. 做好数据处理工作，处理医院 HIS 系统住院数据在结算过程中发生的各类问题，及时向信息中心和 HIS 开发商提出改进意见和建议。

5. 做好医保项目的匹配工作，并对已失效的匹配条目进行校正。遇到医保特殊情况与医疗保障部及医保、农合中心及时沟通并解决。

6. 参加学习医保及农合政策的变更及信息软件升级工作会议，并负责执行具体相关工作。

7. 完成科主任交办的其他各项工作。

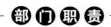

1. 认真贯彻执行国家和湖南省政府全民医保政策规定及各项规章制度，具体负责代表医院协商签订各类医保"定点医疗机构服务协议"，根据政策要求制定医院相关具体管理制度、措施及奖惩办法，并检查、督促落实。

2. 负责根据医院"各类医保管理综合考评办法"和"医保管理综合考评实施细则暂行规定"进行医保综合考评。

3. 积极主动配合各级医保经办机构工作，及时提供与医疗保险有关的数据，反馈参保病人意见，协调处理好与各级医保经办机构、参保病人的关系。

4. 积极向参保人员宣传基本医疗保险有关政策规定，热情接待各类医保病人，解释政策为病人排忧解难，及时处理参保病人投诉，落实整改措施并予以反馈。

5. 负责制定并落实各类医保政策培训规划，组织全院医务人员进行医保政策以及制度的学习与培训。

6. 组织接待全省各级医保经办机构有关医疗保险工作的指导、监督和检查。

7. 通过 HIS 系统、医保监管系统全程动态管理各类医保病人费用发生情况，实行医疗保险服务目标责任管理机制，杜绝医保违规行为。

8. 严格执行《湖南省基本医疗保险、工伤保险和生育保险药品目录》《湖南省基本医疗保险诊疗项目范围》《湖南省基本医疗保险服务设施支付标准》，做好医保诊疗项目匹配工作，检查督促药品目录匹配，确保医保支付比例准确无误。

9. 根据各医保协议要求制作各类医保病人费用结算分析报表，按时呈报各级医保经办机构，并督促落实结算费用到账。

10. 配合政府做好全民医保政策的调整和医保支付方式的改革工作，调整服务方式，优质服务各类医保病人。

11. 完成上级交办的其他任务。

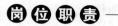

主任职责

1. 在主管院长的领导下，具体负责全院医疗保险服务工作，负责组织执行关于各类医疗保险的相关政策规定，负责与全省各级医保经办机构、全国各异地医保人员往来联系签订定点医疗服务协议并组织落实。

2. 根据各级医保经办机构定点医疗服务协议的政策要求，制定医院相关的规章制度、措施及奖惩办法，并检查、督促落实。

3. 配合各级医保经办机构工作，及时提供与医疗保险有关的数据，反馈参保病人意见。

4. 组织接待全省各级医保局及医保经办机构对医院医疗保险工作的指导、监督和检查，负责进一步规范化、科学化管理医保工作。

5. 负责医院医保接口的运行、药品及诊疗项目的匹配管理工作。

6. 负责审核参保病人住院医疗费用分析报表，检查、督促与各级医保经办机构费用的结算。

7. 组织医务人员学习基本医疗保险有关政策规定，向参保人员宣传基本医疗保险有关政策规定。

8. 督促检查参保病人管理服务责任制的实施，组织接待参保病人投诉和咨询，提出整改措施并予以反馈。

9. 负责制定医疗保障部工作计划，进行工作总结。

10. 负责组织科室人员的业务学习和人员培训，指导、督促并考核全科人员管理工作。

11. 协调本部门与其他部门工作关系。

12. 负责与全省各级医保经办机构做好沟通协调。

13. 完成上级交办的其他任务。

医保副主任职责

1. 在医疗保障部长的领导下协助部长负责科室各项管理工作。具体分管医疗保险信息系统建设，确保医保网络顺利运行，负责医保药品匹配维护及医院医保管理综合考评工作，落实各项考评指标。

2. 负责督促检查各医保专干日常管理工作及工作进度。

3. 负责每月医院医保管理服务考核工作并公布考核情况，组织各医保专干每月统计分析临床科室各类参保病人的均次费用、药品比例、自付比例等指标，将相关数据及当月医保政策执行情况反馈到各临床科室并落实奖惩政策。

4. 负责组织全院医务人员学习医疗保险有关政策规定，向参保人员宣传医疗保险有关政策待遇，接待、处理参保病人咨询和投诉。

5. 协助主任接待全省各级医保局及医保经办机构来院检查工作，对检查情况及时反馈和总结，落实违规行为的整改。

6. 负责科室的内务管理，规范相关制度，并建档建制。

7. 协调本部门与其他部门工作关系。

8. 完成上级交办的其他任务。

物价副主任职责

1. 在主管院领导和医疗保障部的领导下负责全院各部门的价格管理工作。

2. 指导物价员、临床各科室做好医院的物价管理工作。

3. 严格贯彻执行价格政策法规，动态监管医院医疗服务项目价格、药品价格、医用耗材价格实施情况。

4. 参与医院医用耗材采购前的收费许可审核。

5. 负责医院各部门、各科室物价工作的检查指导，定期抽查，对不规范收费行为及时纠正。

6. 组织临床科室进行价格政策、规定和收费标准等方面的指导和培训。

7. 接待医药价格咨询和医药价格的信访投诉。

8. 监督管理医院物价公示、一日清单、费用审核等工作落实情况。

9. 负责医院诊疗项目、可收费医用耗材的匹配工作，并根据医保物价相关政策及时调整匹配关系，确保临床可收费项目匹配关系正确无误。

10. 落实、配合上级部门布置的各项工作和检查。

医保干事职责

1. 在医疗保障主任的领导下负责各类医疗保险的各项管理与服务工作，负责宣传各类医疗保险有关政策和规章制度。

2. 指导、监督各临床科室对各类医疗保险管理制度执行情况，负责各临床科室之间的协调工作。

3. 负责各类医疗保险管理综合考评工作，提出考评意见及整改措施，督促医务人员正确执行医保政策。

4. 负责分管医保类别各类医保病人住院病志、费用清单的审核以及特殊项目的审批，审核后及时上报医保机构并将审批结果反馈临床科室。

5. 负责接待处理分管医保类别相关职能部门的来电、来访、咨询、设诉、宣传等工作。

6. 负责分管医保类别审核统计报表，分析每月、季度及年终结算信息，根据年度医保病人费用控制指标落实超标处罚政策。

7. 负责分管医保类别相关文件整理，做好档案管理。

8. 负责与各级医保机构建立良好的协作关系，负责组织、接待各级医保机构的各项检查，对检查情况及时反馈和总结，对发现的问题督促临床科室整改。

9. 负责与住院结算中心、信息中心、药学部、制剂中心、资产装备部的联系，配合各类医保网络系统维护专干、药学部和制剂中心信息管理人员、资产装备部管理人员做好医院各项收费项目、药品、医用耗材的匹配工作。发现信息系统问题及时报告信息中心进行维护，确保医院医保信息系统的良好运行及数据的正常上传、下载。

10. 完成上级交办的其他工作。

医保网络系统维护干事职责

1. 在医疗保障部长的领导下负责医院信息系统中湖南省直、长沙市、铁路、生育、特殊门诊、离休干部、工伤医保、异地就医网络信息系统诊疗项目的匹配维护。督促检查并及时处理相关项目匹配中的问题，协调解决各类医保网络信息系统运行中的问题。

2. 负责医保信息系统的运行稳定，根据医保政策的调整及时向信息中心提交医保信息系统建设功能需求。

3. 负责与各级医保经办机构的医保系统软件开发工程师的沟通协调工作。

4. 负责科室电脑维护工作。

5. 负责接待网络结算医保病人费用查询，及时处理因网络故障导致的医保病人医疗费用结算错误。

6. 完成上级交办的其他工作。

物价管理专职物价员职责

1. 对医院的医疗服务价格、药品价格进行管理，并及时对医疗服务项目成本进行测算。

2. 指导临床、医技科室正确执行医药价格政策，并监督、检查各科室执行情况。

3. 严格贯彻执行医疗价格政策法规，审核医疗服务项目价格及医用耗材价格，并依据政府医疗价格政策的变动，及时调整价格管理系统中的价格标准。

4. 定期对住院病人费用等进行检查，并将检查结果反馈科室，对不规范收费行为及时纠正。

5. 负责医院新增医疗服务项目价格进行申报及备案。

6. 负责医疗服务项目价格及医用耗材价格的公示，在价格变动时及时进行调整、公示。

7. 接待医药价格咨询，处理医药价格投诉。

8. 协助、配合上级部门开展医药价格检查。

9. 完成上级部门交办的各种医疗服务项目成本调查和统计工作，为调整医疗服务价格政策提供真实、可靠的依据。

10. 做好医药价格政策文件和上级部门相关通知的保存归档工作。

审计科工作职责

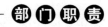

1. 根据工作需要和领导批示，对医院及所属机构（湖南杏源酒店有限责任公司、湖南省杏源实业有限公司）的财务收支和经济活动（含财务年报）等事项进行定期或不定期审计。出具客观、完整、清晰、富有建设性的审计报告。

2. 根据医院党委决定，对干部进行经济责任审计。

3. 对医院基建工程（含网络和通信工程）、维护维修工程（含绿化）项目进行审计。

4. 对医院医疗服务价格、对外投资与合作、工资奖金分配、医院重大项目资金绩效等执行情况进行审计。

5. 对医院科研经费（含临床药理观察费）和财政专项资金使用情况进行审计。

6. 对药品、设备、物资的购置、管理、使用和报废情况进行审计。

7. 审签医院及下属独立核算机构的重大经济合同，并监督执行。

8. 审计医院财务预算的执行和财务决算情况。

9. 审计医院及所属机构经济管理和效益情况，绩效计算与分配情况。

10. 建立健全内部审计规章制度，加强审计工作的档案建设和管理。

11. 对医院及下属机构内部控制制度的科学性、规范性、完整性、可操作性及所涉及的风险进行评审，审查内部控制制度的落实情况。

12. 对医院信息系统及相关技术的内部控制和操作流程进行审查与评价。

13. 完成医院和上级审计机关交办的其他工作。

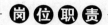

岗位职责

主任职责

1. 在医院党委和行政的领导下，全面负责医院审计工作，依照审计法律、法规，组织部门开展审计监督、评价和鉴证工作，维护医院财经纪律，规范经济行为。

2. 组织制定内部审计的各项规章制度，加强审计工作的制度化、规范化建设。

3. 负责组织起草和制定审计工作的阶段规划、年度工作计划，组织撰写年度工作总结，布置审计工作任务，检查、协调和督办工作计划制订和执行情况。

4. 检查审计工作质量和审计人员执行审计工作规范情况。对审计组提交的审计报告、审计决定、审计通报等进行复核，组织讨论后进行审签。

5. 监督检查经院领导批准的审计决定和审计意见书的执行及整改情况，并向院领导汇报。

6. 参与医院建设工程项目考察、招标、合同审签及竣工验收等日常审计监督工作。

7. 及时呈报上级要求报送的工程审计报表，签发基建、修缮工程项目的审计报告。

8. 对财务收支及有关的经济活动的真实性、合法性和效益性依法实施内部审计，做好与被审计单位的业务联系工作。

9. 参与物资设备的考察、招标、合同审签、验收等日常审计监督工作。

10. 根据医院党委决定，对干部进行经济责任审计。

11. 向领导请示汇报审计工作情况，协调好与相关部门的关系。进行内部审计宣传，为审计工作创造良好环境。

12. 对医院财务收支及有关经济活动中的问题提供咨询服务。

13. 参与医院有关制度、管理办法的研究、制定，参与有关工作会议。

14. 抓好审计人员队伍建设，组织学习党和国家方针政策、财经法规及业务技能，开展审计理论研究，不断提高审计人员政治和业务素质。

15. 以身作则，廉洁从政，谦虚谨慎，深入实际，加强政治思想修养和理论政策、专业知识的学习，不断改进工作方法，努力提高管理水平和工作效率。

16. 完成医院及上级主管部门交办的其他工作。

副主任职责

1. 协助主任组织落实审计科的各项工作，做好科内各项日常管理工作。

2. 协助主任制定审计工作规划和审计年度工作计划，并具体组织实施。

3. 受主任委托参加有关会议、起草有关文件。

4. 按照审计工作计划，协助主任组织和安排审计人员，协调处理审计过程中的有关问题，督促审计人员按要求完成审计任务。

5. 按照科室分工，侧重抓好所分管范围内的各项工作，组织和参加重点审计项目和重要审计调查工作。

6. 协助主任组织好审计人员的业务学习，努力提高内部审计工作质量。

7. 完成院领导及主任交办的其他工作。

工程审计职责

1. 认真学习党和国家的法律法规，维护医院合法利益，严格执行医院相关管理制度及规章规定。

2. 熟知国家有关工程造价的相关政策、法律、法规及有关规定，掌握工程概预算定额等相关知识。

3. 适时勘察施工现场，查阅相关文件资料，检查合同及协议的执行情况。

4. 对现场签证单、工程材料设备认质核价单等施工现场的单据进行审核。

5. 对施工进度款进行审核，跟踪工程款支付情况。

6. 负责工程预算、竣工决算及竣工结算的审核工作。

7. 参与工程项目的招投标工作，负责工程及设备等招标公告、招标文件、合同文件的审核工作，同时对招投标及合同签订等制度及流程的执行进行监督。

8. 负责对外与工程造价咨询单位的配合、协调工作。

9. 对审计工作中发现的问题及时向主任进行汇报，并提出改进建议。

10. 完成主任及院领导交办的其他工作。

财务审计职责

1. 认真学习党和国家的财经方针、政策和行政法规，严格执行卫生系统财务制度、会计制度及医院的各项规章制度，完成财务收支、财务预/决算等审计工作任务。

2. 参与财务审计调查，实施审计监督。

3. 承办领导交办的财务审计及有关的项目审计工作，并承担相应的审计责任。

4. 负责上述业务范围内有关审计工作方案、审计工作底稿的编制，并按规定程序草拟审计报告。负责收集整理有关文件、资料，随时提供审计工作所需的资料和数据。

5. 认真细致地进行审计核查，实事求是地进行审计评价，客观公正地出具审计报告或准确严肃地做出审计决定。

6. 对医院涉及药品、设备、耗材等财务票据进行审计，审核相关票据是否真实有效、是否手续完备、是否经相关负责人员签字确定且符合相应制度流程。

7. 在审计中发现重大问题要及时报告主任及院领导，未经领导批准不得擅自做出处理决定。

8. 按要求及时做好审计立卷归档工作，实行谁审计谁立卷，做到审结卷成。

9. 刻苦钻研审计业务，掌握计算机技术，参加各类学术活动，撰写学术论文，不断提高审计业务水平。

10. 完成主任及院领导交办的其他工作。

后勤保障部工作职责

—— 部 门 职 责 ——

1.负责全院的供水供电设备设施及供电供水网的保养维修、安装、更新、改造，保障全院生产、生活、教学、医疗、公共场所的水电供应；负责全院用水用电安全检查；负责收取职工水电费、外供水电费、所有在医院营利的单位和个人的水电费、各种维修改造及基建水电费、管理业务科室水电费，并报运营与绩效管理部办计入业务科室成本。

2.负责全院日常泥木副维修及小型项目（综合经费伍万元以下）维修改造工作，及大型项目（综合经费伍万元至壹佰万元以下）的图纸编审、招标工作。

3.负责全院卫生清洁、垃圾外运、医疗织物洗涤、医疗废物及废液的处理、垃圾分类、有害生物消杀、殡葬管理等工作。

4.负责全院职工及病患家属的餐饮，全面保障餐厅与食品的质量安全与管理效率。

5.响应公共卫生安全突发事件的应急处置预案，做到疫情常态化管理，严格要求各管辖单位及人员提高认识、加强防护，建立扎实防线，确保人员零感染。

6.落实领导交办的其他工作。

岗位职责

主任职责

1. 在医院党委、行政的领导下，负责医院生产运营、维护保障工作。

2. 负责部门人员进行习近平新时代中国特色社会主义思想教育的学习，保障党和国家的方针、政策及医院的工作制度的落实。

3. 负责后勤保障部各项工作的组织实施、落实等管理工作，做到疫情防控常态化。

4. 负责制定部门工作制度与规定、工作计划的安排与实施。

5. 负责建立和完善安全责任制度及应急预案，预防各类安全事故及灾害发生。

6. 主持部门会议，分析各项工作开展情况，及时向院领导汇报、请示工作。

7. 熟练掌握后勤保障部工作业务，准确贯彻执行国家和医院相关政策、法律和有关规定，及时、准确的处理本部门工作中出现的各类问题。

8. 负责审核部门各类文件资料、各项维修改造工程图纸；负责招投标文件编制，参与招投标工作；负责经费预算、材料计划工作。

9. 负责本部门各岗位的人员编制计划安排、绩效考核，督促检查，组织部门人员岗位测评。

10. 落实领导交办的其他工作。

副主任职责

1. 负责督查物业公司对全院环境及各部门保洁与外勤服务的工作考核。

2. 负责督导全院医疗织物的洗涤数量与质量的考核。

3. 负责督导医院太平间的尸体处理、冷藏、火化等工作。

4. 负责全院绿化修枝、施肥、浇水、保养等督导工作。

5. 负责全院灭鼠、灭蟑、灭白蚂蚁、灭虫等督导工作。

6. 负责全院生活垃圾、医疗废弃物与废液及其他垃圾的处理，负责垃圾分类督导工作。

7. 负责餐饮中心及环境保护中心各类合同的整理和续签完善工作。

8. 根据医院与环境、物业各类服务单位签订的管理合同，依据上级主管部门及一线部门工作要求，及时制定与落实各类检查制度。

9. 负责职工食堂、营养餐厅的日常事务并监管食品质量安全。

10. 做好领导交办的其他临时性工作。

综合办公室干事职责

1. 负责部门各种数据的统计、上报工作。

2. 负责做好各类文件的收发、登记、编号、存档以及复印等工作。

3. 负责安排、通知各种会议，做好会议记录，及时传达各会议做出的决定，并对具体执行情况进行督查。

4. 负责部门内外勤务、考勤等工作。

5. 负责与各班组、其他职能部门之间工作方面的联系，做好协调工作。

6. 做好工程开工的准备工作，审核图纸、施工方案，提出具体技术措施和现场施工方案。

7. 编制工程进度计划表，对施工现场进行监督管理，督促施工材料、设备进场，使其处于合格状态，确保工程顺利进行。

8. 做好领导交办的其他临时性工作。

餐饮中心干事职责

1. 根据医院发展规划为职工、营养食堂的工作制度、规划、实施方案的制定提供决策参考意见。

2. 负责具体制定食堂委托经营招标的方案，收集意见和建议，起草委托经营合同。

3. 负责监管食堂合同条款履行实施，不定期对食堂进行巡视巡查，保护医院权益。

4. 负责食堂日常财务往来。按月充值职工误餐补贴，提供开卡、补卡、咨询服务。

5. 配合上级相关部门对食品卫生、消防安全、环境保护的检查，督促抓好整改落实。

环境保护（物业）中心干事职责

1. 做好部门统筹与规划，严格保障医院环境卫生，做好公共区域消毒工作。

2. 负责督查物业公司对全院环境及各部门保洁工作是否做到位、质量是否达标、各种应急预案是否全备。

3. 负责督查全院医疗织物的洗涤数量、质量是否达到要求。

4. 负责督查医院太平间的尸体处理、冷藏、火化等工作。

5. 负责督查固体废物是否按《医疗卫生机构医疗废物管理办法》要求分类收集、处理、运输。

6. 接受、配合上级环保部门、卫生健康部门及其他相关部门的检查，督促并落实整改。

7. 严格执行《国家突发公共卫生事件应急预案》，迅速有效处置生产安全的重大问题。

8. 负责环境保护相关资料的收集、整理、报送工作。

9. 认真贯彻执行国家环境管理及感染控制相关的各项清洁与消毒的管理规定。

10. 做好医疗卫生区域、各办公区域、楼道、地下车库、垃圾桶、垃圾中转站、卫生间及电梯轿厢等公共区域消杀及各类垃圾处理工作。

11. 做好全院绿化修枝、施肥、浇水、保养等工作。

12. 做好全院灭鼠、灭蟑、灭白蚂蚁、灭虫等工作。

医用织物洗涤收送及使用干事职责

1. 每天早上由收送员将洁净布类采用封闭式收送工具送至使用部门，使用科室交接人须与收送员完成数量清点并填写"洗涤单"。

2. 脏布类收取在完成洁净布类的配送后由收送员使用脏布类车对脏布类分类打包收集运送，谨防污染。

3. 对需要特殊处理的布草单独交接并做上记号，要求洗涤公司做特殊洗涤处理。

固体废物处置管理干事职责

1. 严格按《医疗废物管理条例》《医疗机构医疗废物管理办法》及医院院感科有关规定执行固体废物处理，疫情期间严加管控，确保零感染、零传播，随时接受市/区环保、院感、纪检督察等部门的检查。

2. 医疗废物安排专人管理、专门收集、建立台账、单独存放、专车运输、定点处置，防止与其他医疗废物混装混运。使用双层垃圾袋包装、专用标签、红色胶带封箱，转运专用，存放密封，做到及时收集，及时转运。

3. 对医疗废物来源、种类、重量、交接时间等进行登记。

4. 禁止非法收集、转让、买卖医疗废物。

5. 发生医疗废物流失、泄露、扩散等意外情况时，应当按照《医疗废物发生意外事故时应急预案》处理。

水电综合班职责

1. 负责院内的电力系统、给排水系统运行工作，掌握本院的电力系统、给排水运行情况，保障本院电力系统、给排水系统正常运行。

2. 做好安全检查，督促整改电力系统运行中的隐患。制定给排水系统运行管理应急预案并组织实施和定期演练，及时处理涉及安全的重大问题。

3. 熟悉和掌握院内电力设施、给排水系统的功能和操作规程。

4. 发现故障应在确认后按相关操作规程及时排除。对影响系统存在的问题及火灾、人身安全等隐患进行整改，不能确定、不能及时排除的故障应立即向部门主管人员报告。

5. 做好运行记录、交接班记录、巡视检查记录、维护管理记录和高压/低压设备运行记录。

泥木副维修职责

1. 建立安全检查责任制，由项目负责人组织，专职安全员及相关专业人员参加，定期进行检查并填写检查记录。

2. 做好检查中发现的事故隐患的整改，定人、定时间、定措施进行整改。重大事故隐患整改后，应由部门负责人组织复查。

3. 负责全院日常泥木副维修及小型项目（综合经费伍万元以下）维修改造。

4. 负责应急与突发抢修项目维修，同时报告审计。

5. 做好定期对维修人员维修能力、维修质量情况进行分析，制定相应的改进措施并进行整改，有效提高维修质量。

6. 负责监督、检查维修人员执行和遵守医院规章制度情况，全面执行领导交办的各项工作。

7. 保证设施、设备、人员等各项资源配备协调，满足维修工作需要。负责对专用工具、仪器、设施、设备进行有效管理，并指导、监督维修人员使用和维护设备、工具。

8. 做好安全教育，组织安全检查，落实安全措施，消除安全隐患。

9. 做好疫情常态化管理，做好自身防护，严格按照安全操作规程作业，杜绝事故发生。

动力中心工作职责

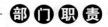

部门职责

依据医院相关规定，将水电中心的电力运行保障（配电）的职责进行整合，组建动力中心。负责电力配送、锅炉、电梯、中央空调、污水处理站等后勤装备与设施的正常运行。动力中心下设配电班、锅炉班、电梯班、空调班、污水处理站。

1. 负责全院的电力配送、锅炉、电梯、中央空调、污水处理站的安装、更新、改造及安全正常运行，保障全院生产、生活、教学、医疗、公共场所的电力供应。

2. 负责蒸汽管网的保养维修、蒸汽供送安装与更新。

3. 负责全院所有电梯的运行及维护保养工作。

4. 负责全院电力配送、锅炉、电梯、中央空调、污水处理设备的安全检查及迎检工作。

5. 负责全院电力配送、锅炉、电梯、中央空调、污水处理（综合经费贰万元以下）维修改造工作，和图纸编审、招投标项目（综合经费贰万元以上）维修改造工作。

6. 负责全院电力配送、锅炉、电梯、中央空调、污水处理维保与维修。

7. 负责完成领导交办的其他工作。

岗位职责

主任职责

1. 在医院党委、行政的领导下，负责医院生产运营、安全生产保障工作。

2. 负责主持动力中心全面工作，负责动力中心安全生产、电力配送、锅炉、电梯、中央空调、污水处理站等后勤装备与设施的正常运行，部门之间的抽调工作。

3. 负责制定部门工作制度与规定、工作计划的安排与实施。

4. 负责动力中心各项工作的组织实施，落实等管理工作。

5. 负责建立和完善安全责任制度及应急预案，预防各类安全事故及灾害发生。

6. 负责主持部门会议，分析各项工作开展情况，及时向院领导汇报、请示工作。

7. 负责审核部门各类文件资料、各项设备改造图纸；编制招标文件，参与招标工作；编制科室年度经费预算、材料采购计划。

8. 熟练掌控动力中心工作业务，准确贯彻执行工作的方针、政策及国家法律、法令和有关规定。及时、准确处理本部门工作中的各类问题。

9. 负责组织全科职工技能培训。

副主任职责

1. 在医院及动力中心的领导下进行工作。

2. 负责主管各班组安全巡查，协助科室主任工作。

3. 负责督导各班组安全生产巡查及值守人员值班表的制订与考勤。

4. 负责配合医院成本核算，同时负责外来单位迎检工作。

5. 负责各班组之间工作的沟通协调及现场管理。

6. 负责组织各班组运营管理、维修保养等工作，保证各项工作的安全顺利进行。

7. 了解、检查各科室对电力配送、锅炉、电梯、中央空调、污水处理的需求、使用、管理情况，及时解决工作中遇到的各种问题。

8. 做好领导临时交办的其他工作。

管理员职责

1. 负责完成动力中心主任和副主任交办的所有工作。

2. 主管配电班、锅炉班、电梯班、空调班、污水处理站各班组安全督查及相关配合工作。

3. 负责科室宣传、文案和文档管理工作。

4. 负责组织科室人员参加工会及医院文娱活动工作。

5. 负责衔接科室领导与同事的工作情况，跟进各部门的工作进度，及时解决工作中遇到各种问题。

6. 负责完成部门领导交办的其他工作。

各班组负责人职责

配电班组长：负责全院配送电及配电班日常生产管理工作。

锅炉班组长：负责全院供气供热及锅炉班日常生产管理工作。

电梯班组长：负责全院电梯安全巡检及日常管理工作。

空调班组长：负责全院中央空调输送及空调班日常管理工作。

污水处理站组长：负责全院污水处理及污水处理站日常管理工作。

配电班干事职责

1. 负责全院用电的供送，严格遵守《电力法》《电气安全规程》，严格执行电力部门的各种配电规章制度，确保配电设备安全运行。

2. 正确执行双票制度，实施全年无间断 24 小时工作制，保证全院正常用电。确保医院正常有序供电（优先保障重要保电部门用电），建立应急、快速处置机制。

3. 成立医院应急处置指挥中心，制订应急预案在双电源停止供电的紧急情况下，指挥中心各责任部门立即启动预案并履行各自职责。

4. 协调小组负责对内协调、对外联络。

5. 发电小组负责发电，特殊情况下，如自备发电机无法供电需供电部门移动发电车支援时协助供电部门工作。

6. 配电小组负责倒闸送电、巡查配电设备运行情况。

7. 督察小组负责各用电区域的安全规范用电、安全防范措施。

8. 无论单电源或双电源停电都应迅速了解停电原因、时间等情况并迅速汇报，以便实施相应的应对措施。

9. 负责及时对内公布信息、对外联系汇报。

10. 严格遵循"安全工作规程"，确保在已做好各种安全防范措施，包括各高压装置均已断开、接地装置均已良好合上、各低压开关均已处于分闸状态下、警示标牌及安全栅栏均已设置到位等安全措施，且发电电源无法向电网倒送电的情况下进行发、送电。

11. 严格听从统一指挥、服从统一调度。最大限度缩短停电时间、缩小停电区域、减少停电影响。

12. 各类抢险应急人员（电工班、配电班全体人员以及其他相关人员）务必在 30 分钟之内实施完毕应急保电方案。

13. 负责密切与供电部门保持联系，反映相关情况，便于采取相对措施。

14. 负责各配电间派专人定点值守巡查。

锅炉班干事职责

1. 负责全院蒸汽的供送，严格执行《蒸汽锅炉安全技术监督规程》的有关规定、本单位制定的锅炉安全操作规章制度及设备保养规定，严格执行操作流程，对锅炉进行经常性的安全检查和组织定期检查，认真做好锅炉辅机及安全附件的定期维修和保养工作，实施全年无间断24小时工作制，保证锅炉安全经济运行。

2. 负责制定锅炉房各项规章制度，报领导批准后执行。

3. 负责对司炉工进行经常性的技术培训和安全教育，不断提高其操作技能。

4. 负责对设备缺陷及时组织修理，涉及受压部件的修理、改造方案，必须报主管技术负责人批准，并上报上级主管劳动部门备案。

5. 享有检查修理、改造受压元件及审核施工单位的有效资格的权利。

6. 负责监督检查规章制度的执行情况，并填写有关记录。

7. 有权制止违章指挥和违章作业，发现不安全因素，除组织人员进行处理外，还应及时报告单位主管负责人。

8. 负责对事故的调查提出处理意见，并根据锅炉压力容器技术报告方法的要求，向上级主管部门和劳动部门报告。

9. 负责组织编班，检查劳动纪律，根据季节变化，适时调整工作安排。

10. 负责定期征求用户意见，确保优质服务，确保达成全面供气、供暖、供热水需要。

11. 负责制定安全保卫制度，并负责督促落实。

电梯班干事职责

1. 负责全院电梯的巡检及巡查工作，确保医院内电梯的正常运行，安全且无隐患，定期征求用户意见，确保优质服务，工作实行 24 小时值班制，值班人员要保证信息渠道畅通，熟悉并执行电梯有关的国家政策、法规，结合医院的实际情况，建立应急、快速处置机制。

2. 熟悉医院所有电梯分布、使用情况，掌握电梯使用、养护规程。

3. 工作实行 24 小时值班制，值班人员要保证信息渠道畅通，一旦有电梯事故发生应及时处理，排除隐患。

4. 负责对电梯进行日常的巡视，记录电梯的使用状况。

5. 通往电梯、自动扶梯的通道和上下登梯口处绝对不得有障碍物，发现异常，及时通知维修保养人员排除故障。

6. 负责检查电梯安全注意事项和警示标志，确保齐全清晰。

7. 负责妥善保管电梯钥匙及安全提示牌。

8. 发现电梯运行事故隐患需要停止使用的，有权做出停止使用的决定，并且立即报告主管领导。

9. 负责接到故障报警后，组织电梯维修作业人员实施救援，实施对电梯安装、改造、维修和维护保养工作的监督，对维护保养人员的维修记录签字确认。

10. 负责建立、管理电梯技术档案和原始记录档案。

11. 负责根据电梯检验周期，及时向质量技术监督行政部门报检。

空调班干事职责

1. 负责全院中央空调的供送，采取全年无间断 24 小时工作制，负责空调系统和制冷设备的运行操作、维护保养工作，严格按照有关规程要求开停和调节中央空调系统的各种设备，并做好相应的运行记录。

2. 根据外界天气变化及时进行空调工况调节，努力使空调区域的温度、相对湿度符合要求的数值范围。按运行情况做好记录，保证中央空调系统安全、经济、正常的运行。

3. 负责按规定认真做好系统和设备的巡检工作和维护保养工作，使其始终处于良好的状态并按要求做好备案记录。

4. 负责遵守机房的管理制度，保持安全文明生产的良好环境。严格遵守劳动纪律和值班守则，坚守岗位，上班时间不做与工作内容无关的事情。

5. 值班时发现空调系统或设备出现异常情况要及时处理，处理不了的要及时报告上级主管，如果会危及人身或设备安全，则首先采取停机等紧急措施。

6. 值班人员必须严守岗位职责，服从指挥，严守操作规程，不得擅离职守。

7. 努力学习专业知识，刻苦钻研操作技能，熟悉机组工作原理、设备结构性能及系统情况，注意总结实际经验，不断提高运行操作水平。

8. 负责把停止的中央空调系统运行起来，在开机前要对有关设备与装置进行检查，做好运行前的准备工作，如无异常情况，准备工作就绪方可开机。

9. 开机要严格按照操作规程认真、正确地操作，严禁违章操作，各设备启动后应马上巡视一次，观察设备运转是否安全正常。

10. 负责建立应急、快速处置机制。

11. 负责定期征求用户意见，确保优质服务。

污水处理站干事职责

1. 负责全院污水处理，严格按照《设备操作规程》进行设备操作，认真执行《污水处理操作管理制度》和《污水处理站交接班制度》，污水处理站采取全年无间24小时值班工作制，工作期间严格执行环保法规，认真落实医院的各项管理规定和要求，对全院废水进行处理。

2. 在工作中要认真遵守污水处理工艺工作程序和操作规范要求。保证污水处理系统正常运行并达到最佳运转状态，确保处理后水质稳定，达标排放。

3. 操作人员应熟知本职业务和应知应会。认真学习环保法规和污水处理技术。定时进行设施巡回检查，认真负责，一丝不苟，不能因污水原因影响全院正常排放。

4. 提高自身素质，做到文明礼貌，认真接待有关部门的检查和监测，并搞好与其他部门之间的工作协调。

5. 严格遵守医院劳动纪律和安全操作规程，确保设备正常运行，搞好现场管理和责任区环境卫生工作。做到池内无漂浮异物，场地清洁。

6. 熟练掌握本岗位的生产工艺流程、设备性能，严格按工艺要求及安全操作规程进行操作。认真填写设备运行表、设备点检表及交班记录。

7. 负责定期检查沉淀池、好氧池的安全情况，如有泄露及时报告并采取相应措施，防止发生事故。

8. 在操作过程中遇到常见设备故障应及时解决，不能排除的或危及安全的情况应采取紧急停机措施，并立即上报班长或者科室主任。当维修人员进行现场设备维修时，必须现场协助，待故障排除后方可开机。

9. 交接班要认真记录设施的运转情况、消防安全物品以及现场卫生等。认真进行检查后交接，严格执行交班交接班制度，分清责任。

10. 外来人员未经上级批准，不得进入污水处理站。

11. 认真落实医院的各项管理规定和要求，严格执行《医疗机构水污染物排放标准》（GB18466-2005），对全院废水进行达标处理排放。

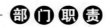

资产装备部管理办公室工作职责

1. 资产装备部在执行医院医学装备、医用耗材、化学试剂、行政物资的管理、采购、维护工作时须严格遵循《中华人民共和国计量法》《医疗器械监督管理条例》《医疗器械使用质量监督管理办法》《卫生计生单位接受公益事业捐赠管理办法（试行）》、《事业单位国有资产管理暂行办法》等相关的法律法规。

2. 医院各级、各类的设备、耗材、试剂、配件材料、办公用品，均由资产装备部统一负责论证、计划、购置、供应、管理、维修、质控、安全监测和评估、处置等技术保障工作，根据各科订购计划和储备情况，编制采购计划，报分管院长或院务会批准执行。

3. 严格遵守国家法律法规，遵守医院采购规定，科内实现采购工作计划程序化、及时化、优选化；组织科内人员定期学习相关法律法规及专业知识，提高科内人员的专业素养，并确保各种合同的法律性与严肃性；协调好相关职能部门与使用部门关系，及时有效的完成紧急采购任务；严格按照程序审批，规范科室采购行为，坚持资质审查、程序审查、采购计划审查，压缩库存，盘活存量资产。

4. 购入的设备及物资必须履行严格的出入库手续；对固定资产建账建卡，建立技术档案，如发现问题应及时同有关部门联系，按规定进行处理。

5. 医学装备须有专人负责维护、保养，大型设备维修人员须持证上岗，并有定期检查、维护和保养记录。

6. 资产装备部应结合医院的相关规划、临床科室的实际需求以及本科室的实际情况制定出切实可行的部门发展规划和年度工作计划，并逐一实施、分步完善。

7. 牢固树立以病人为中心，为临床服务的理念，开展临床使用人员培训和应用质量保证工作，确保设备安全有效。

8. 加强本专业学科建设，组织本部门的各级管理与技术人员参加各类在职培训，学习和掌握专业技术的知识与技能，提高资产装备部全体人员的技术和服务水平。

9. 逐步建立临床工程师制度，参与和支持临床设备技术功能拓展选择和临床设备使用效果评估。

10. 资产装备部维修工程师需对医院医疗设备进行定期保养和一级维修，对所进行的维修保养工作须填写相应的维修记录。

11. 对失去效能或维修成本过高的各种器械、设备要按规定办理处置或报废手续，贵重设备的报废、转让和无价调拨，须由使用科室负责人提出申请，并经国有资产管理办公室、资产装备部审核后报院领导上级部门批准。

12. 建立健全固定资产总账及各使用科室分户账，定期清理核对。

13. 编制和完善医疗设备档案，建立计量器具档案及账目，组织计量器具的检定，做好计量器具的管理工作。

14. 严禁收取各种回扣、礼金，不接受请吃、请玩，带领全科人员共同杜绝采购行业不正之风。

国有资产管理办公室工作职责

国有资产管理办公室是医院固定资产（除建筑、信息设备外）监督管理的主管部门，在资装部办公室领导下对医院固定资产实施管理，其主要职责如下：

1. 负责医院固定资产监督管理的工作。

2. 贯彻执行医院及上级主管部门固定资产管理的法律、法规和有关文件，负责拟定医院固定资产管理的规章制度并组织实施。

3. 负责对医院财务部及上级主管部门有关固定资产报表的编制、上报工作。

4. 负责固定资产登记、清查、处置、统计报告及日常检查工作，健全固定资产管理信息系统，对固定资产实施动态管理。

5. 按照规定权限对固定资产对外投资、出租、出借等事项上报医院财务部或省卫健委审核或备案。

6. 负责固定资产总账和明细账的核对工作，做好固定资产清查盘点工作，进行固定资产明细账、条码与实物实地核对，提出资产使用中存在的问题及建议。

7. 协调各资产管理相关部门，拟订医院固定资产优化配置方案及固定资产的产权界定、评估、综合评价、残值处理等工作流程，严格履行固定资产处置权限的审核程序，认真做好固定资产处置上报的申报工作。

8. 组织培训、考核各使用部门固定资产管理人员，指导使用部门资产管理员对本部门固定资产认真建立台账并定期或不定期进行核对，保证资产正常使用和完整，对固定资产管理科室和人员提出奖惩建议。

中心氧站工作职责

中心氧站是医院各类医用气体的供应保障部门，在资装部办公室领导下对中心氧站设备运行及医用气体配送进行管理，其主要职责如下：

1. 全天24小时负责医院的中心供氧、中心吸引的运行、供应工作及瓶装氧气的供应工作。

2. 值班人员应敬业爱岗，认真负责，熟悉本岗位设备性能及操作方法。

3. 负责液氧、瓶装氧气及其他气体的灌装验收及记录工作。

4. 负责瓶装医用气体下送科室及空瓶回收工作，保证账目与实物相符。

5. 每月对使用科室中心供氧流量表进行抄表，核对后制表提交至资装部财务办公室。

6. 负责氧站的安全巡查工作，按规定巡查各类气瓶、液氧罐的各项指标，检查供氧、吸引设备及机房管道和阀门，并做工作记录。

7. 发生故障及时向维修办公室报修，重大情况不能处理应及时汇报上级领导，并做好实时记录。

设备维修办公室工作职责

设备维修办公室是医院各类医学、辅助装备的维护保障部门，在资装部办公室领导下保障各类装备正常运行，其主要职责如下：

1. 负责维修组日常行政工作的管理，贯彻医院的工作计划，建立健全各项规章制度和管理办法。

2. 做好本部门人员的业务培训工作，提高业务水平和工作效率，做好安全工作，确保安全生产、优质服务。

3. 建立高价值固定资产维修保养制度，督促使用部门应按使用维护要求做好仪器设备的日常保养工作，遵守操作规程，定期清洁设备外表及防尘滤网，保持设备整洁。

4. 建立设备维修保养的年计划，定期到使用科室巡回检修，保障仪器设备处于正常运转状态。

5. 医疗急需使用的抢救设备维修做到随叫随修。日常维修，一般情况下，使用科室通知相应维修部门后，维修部门应在 24 小时之内响应，以上门维修或临床科室送修的形式对故障设备进行检修，并对故障设备做相应的维修书面记录，修复后由临床科室领回并在维修记录单上签字确认。

6. 新购入的仪器设备发生故障，属合同保质期内的，维修部门应及时报告货物采购主管部门并立即以口头或书面的形式与厂家联系，若有重大质量问题，应及时报告资装部办公室。

7. 设备运行故障处理按维修岗位责任制执行，仪器设备维修由主管维修部门负责，凡主管部门因技术原因不能自行修复的可委托外单位修理，维修费用超过元以上者，应呈报主管院领导批准，使用单位不能擅自请外单位修理。

8. 鉴定各类装备技术状态，由维修技术人员进行查验，确认达到报废条件后，填写技术鉴定意见，由维修组长提交给资装部办公室审批，回收报废设备，实物待处理。

采购中心工作职责

采购中心是医院各类医学装备、医疗耗材、行政物资采购执行部门，在资装部办公室领导下遵循国家法律法规及医院规章制度按规采购，其主要职责如下：

1. 认真贯彻落实《政府采购法》《中华人民共和国招标投标法》《中华人民共和国政府采购法实施条例》《中华人民共和国招标投标法实施条例》等国家及相关部门的法律、法规、有关文件精神及相关规定，做到采购工作廉洁、高效，维护公共利益，坚持公开、公正、公平和诚实信用的原则。

2. 对预期采购项目进行前期调研，科学、合理的编制采购预算，为医院决策提供技术支持。

3. 对已审核通过的采购项目定期上报采购执行情况。

4. 负责审查、报送采购目录范围内的采购项目，协助或参与项目的采购相关工作和验收，负责对使用单位和供应商的回访，协调和落实解决各项采购活动中出现的矛盾，完成采购资料的整理及移交工作。

5. 负责编制采购统计报表，确保统计数据正确无误。

6. 廉洁自律，自觉抵制不正之风，不收受回扣、礼金和礼品。

物资配送中心工作职责

物资配送中心是医院各类物资及消耗品的保障供应部门，在资装部办公室领导下对物资收发及库存进行管理，其主要职责如下：

1. 负责全院医疗耗材、化学试剂、行政物资、设备配件的入、出库管理和库存物资保管及供应工作。

2. 实行计划供应和库存物资按月盘存制，合理制订库存计划，本着既不短缺、又不积压的原则供应物资，尽量减少库存积压物资和滞销物资。

3. 一切以医疗工作为中心，坚持优质服务，送货上门，确保各类物资的供应。

4. 物资计划经相关程序审批，统一汇总后再行采购和供应，所有物资必须入库。

5. 实物与票据应经进货查验员、库房保管员、入库员核对无误后，再按相关程序办理入库手续。

6. 加强物资保管，做到标签分类、存放有序、通风防潮，定期清查仓库，做到防火、防盗、防霉变、防鼠咬等。

7. 严把物资入出库关，及时做好物资入出库记录，及时登账。

主任职责

1. 在主管院长的领导下，主持资产装备部的全面工作。

2. 负责医院医疗设备、医疗耗材、化学试剂、行政物资的计划、采购、规划、调配、合理配置、使用、管理、效益考核、评价退役等项工作。

3. 负责组织制定医院医疗设备、医疗耗材、化学试剂、行政物资管理及采购等方面的管理办法和规章制度。

4. 负责组织相关人员按规定程序完成医疗设备、医疗耗材、化学试剂、行政物资的招标、采购、验收、建档工作。

5. 负责组织医院固定资产的清查和统计工作，调剂、报废、处置医学装备。

6. 负责监督检查医疗设备、医疗耗材、化学试剂、行政物资等固定资产的管理、维护和使用情况。

7. 负责抓好资产装备部全体工作人员的自身建设，对全体人员进行遵纪守法、廉洁自律的教育，并以身作则，做到公平、公正、公开。

8. 负责组织资产装备管理人员的培训、考核。

9. 负责完成医院领导交办的其他工作。

副主任职责

1. 在资产装备部部长的领导下，带领全科室工作人员完成各项工作任务。

2. 负责认真贯彻执行并监督实施国家和医院有关医疗器械管理工作的法律、法规、规章及有关方针政策。

3. 负责组织全院医疗器械的管理、维修保养等工作，保证医疗、教学、科研、预防工作的顺利进行。

4. 负责了解、检查各科室对医疗器械的需求、使用、管理情况，并及时处理。

5. 负责做好固定资产的验收、管理等工作。

6. 负责及时收集、提供、反馈医疗设备的各种信息，为临床使用部门和院领导决策做好咨询服务。

7. 负责指导医疗器械不良事件的收集、调查、上报等工作。

8. 负责抓好大型精密医疗设备和普通医疗设备的科学化管理工作，加强台账管理，做到账物吻合、账目清楚。

9. 负责完成医院领导交办的其他任务和临时性工作。

办公室干事职责

1. 负责完成资产装备部部长和副部长交办的所有工作。

2. 负责配合省卫生健康委员会、省生态环境厅、市环境保护局等上级部门每年对医院大型医疗设备运行情况的检查。

3. 负责办理乙类医疗设备的配置许可证、辐射安全许可证、医疗诊疗许可证等资质。

4. 负责配合省职业病防治院进行放射类设备机房的预评价、控制效果评价和辐射防护。

5. 负责医疗设备招标参数的制作。

6. 负责医疗设备的质控工作。

7. 负责资产装备部的工会工作。

8. 负责衔接科室领导与同事的工作情况，跟进各部门的工作进度，及时解决工作中遇到各种问题。

9. 负责完成部门领导交办的其他工作。

国有资产管理干事职责

1. 遵守医院各项规章制度和职业道德规范，并认真执行。

2. 在部长的领导下，熟悉固定资产的管理流程，负责建立部门的仪器设备等固定资产分户账，保管固定资产卡片，粘贴固定资产标签。

3. 负责办理固定资产调拨、报废、报损的管理审核，建立档案。

4. 负责定期对医院通用设备进行清点、登记，完善账目管理，做到账、卡、物三方账目相符。

5. 负责熟悉并做好固定资产的各类统计账套及上报工作。

6. 负责每月到各部门抽查每台机器使用记录本填写情况，并进行分析登记。

7. 负责深入使用科室了解固定资产需求、使用情况。有权向使用科室提出有关设备、材料、易耗品使用不当或保管不周的批评意见，并建议采取措施妥善处理。

8. 负责完成部门领导交办的其他工作。

入库、档案员职责

1. 负责按照规定办理设备、配件、试剂、耗材、行政物资入库和档案的建立与管理工作。

2. 负责执行国家《档案法》，熟悉医用档案的内容，掌握档案管理方法。档案及时归档，按类别做好归档的档案收集、整理、立卷、编目工作，使档案资料完整化、规范化、系统化，明确标识，便于查找。

3. 负责严格执行医院设备招标中标价格，严格执行国家、省卫健委中标价格，严格执行医院议标价格。

4. 负责对与本院供应医用材料供货公司或医用设备公司，按审计要求做到一公司一文件档案，档案内容包括：申购报告、可行性评价报告（十万元以上设备）、中标通知书、招标文件（院外公开招标）、投标文件、评标报告、产品合格证或进口商品检验报告（进口设备）、验收报告、生产厂家产品授权书、生产厂家证件（营业执照、组织机构代码证、税务登记证、生产企业许可证）、供货公司证件（营业执照、组织机构代码证、税务登记证、经营企业许可证）、医疗器械注册证，与医用材料供货公司签订合同和廉政协议书。

5. 负责对已归档档案内容进行清查核对，督促并组织公司相关人员及时更新相关证件（含纸档和电子档），查缺补漏，确保档案内容完整，发现问题及时报告、处理。

6. 负责对已入库或新入库医用设备、耗材等，完善注册信息，收取注册证颁发单位信息。

7. 负责执行医院入库相关规定，凡手续不符合规定的，不得入库。

8. 入库、档案员应负责协助库房做好盘存工作。

9. 入库、档案员应负责认真审核医保、工伤病人所用医用耗材。

10. 负责分清轻重缓急，及时办理耗材入库手续，确保一线正常运行。

11. 负责设备处内外人员借阅档案的登记、检查工作，防止档案资料丢失。

12. 负责档案的安全与信息保密工作。

13. 负责完成部门领导交办的其他工作。

中心氧站操作人员岗位职责

1. 遵守医院各项规章制度和职业道德规范并认真执行。

2. 负责中心氧站的安全管理，每日检查氧站内及周边设施，掌握相应的消防技能，杜绝火源、易燃易爆物品进入氧站工作区。

3. 负责日常巡检和设备操作工作，定时查看液氧罐氧气输出压力和汇流排输出氧气压力，如有超压或欠压等异常现象，应立即查出原因并排除故障，故障无法排除应及时通知设备维护办公室处置，并做好相关记录。

4. 负责严格按照操作规程进行氧气的充灌、贮藏、搬运；负责瓶装医用气体下送使用科室及空瓶回收；负责临床科室氧气流量表抄表工作。

5. 负责定期清洁机房及设备，保持机房内整洁。

6. 负责完成部门领导交办的其他工作。

设备维修工程师岗位职责

1. 负责全院临床、教学和科研用医疗设备的维修保养工作，协助安装、调试、验收，制订新购设备的使用操作规程。

2. 负责医院计量医疗设备和特种设备的管理工作。

3. 严格遵守《计量法》等各类与计量设备有关的国家法规，负责做好计量工作，负责联络上级计量主管部门，发现问题及时汇报。

4. 负责指导设备使用者做好每日机器的维护保养工作，了解有关设备的运行情况，具备简单故障的应急处理能力，尽量降低设备运行的故障率。

5. 负责监督各科室正确使用和维护计量医疗设备。

6. 负责按照年度检定计划，及时向医疗设备计量检定机构提出检定申请。

7. 负责认真遵守维修和安装操作规程，努力学习专业技术，提高维修技术水平。

8. 负责深入科室，了解设备的使用情况、技术状态，对设备进行定期保养，将保养记录上交到科室进行统一存档，掌握责任区内设备的技术操作规程，发生故障尽快维修，因技术或部件原因不能立即修复的，应及时反馈给科室。

9. 设备维修后应填好维修单，上交到科室进行统一存档。

10. 如有需要负责对设备进行技术改造，要以书面形式上报，批准后方可实施。

11. 负责设备的报废鉴定工作，协同使用部门对仪器设备发生事故的调查，提出处理意见及防范措施。

12. 负责定期做好设备巡查保养工作。

13. 负责保持良好的职业道德，做到工作不推诿，文明礼貌待人。

14. 负责完成部门领导交办的其他工作。

采购中心采购员职责

1. 严格遵守国家法律法规和医院各项规章制度，认真贯彻落实《医院物资耗材管理办法试行》《医院固定资产管理制度》。根据领导审批的采购计划，负责全院医用及行政耗材物资的采购工作。

2. 熟悉医疗设备的采购、资产管理、维修等相关政策及法律法规，根据轻重缓急，合理安排采购计划。

3. 严格执行医院医用、行政物资的相关规定，凡医院已招标的物资耗材，必须从中标单位采购。

4. 严格按请购的型号、规格、数量、价格等要求进行采购，保证采购质量，严禁擅自盲目采购，造成积压浪费。

5. 零星采购物资，数量少的直接在超市采购，凡在市场采购需谈价的，必须二人一起到现场谈价采购，妥善保管现金，及时办理票据报销手续。

6. 对采购入库的物品，凡不符请购要求，或在拆包验收时发现破损、残缺等情况，除寻找原因外，应负责及时交涉处理。

7. 负责及时掌握市场价格变化、物资库存数量及业务线使用情况，为领导审批、谈价提供数据支持，协助领导制订医疗设备采购计划及计划调整工作，协助办理医疗设备的招标、论证、免税工作。

8. 负责协助各使用科室主任办理大型医疗设备的指标论证，协助财务办理政府拨款论证，协助其他科室来院或外出检查。

9. 负责协助使用科室和医院有关职能部门做好医疗设备的安装、验收工作。

10. 负责整理招、邀标和议价等相关文件，包括中标通知书、申请报告、合同等原始资料，对采购的物资所涉及的相关证件资料进行收集、验证，并交由档案管理人员保管。

11. 热心为一线服务，负责深入一线了解耗材使用情况，及时解决一线反映的问题。

12. 负责完成部门领导交办的其他工作。

库管员职责

1. 认真贯彻落实《医院物资耗材管理办法试行》，负责严格执行实物验收制度，做到账物相符，有账必有物。

2. 负责认真执行物资存放安全规定及相关要求，经常检查，防止损坏、霉变，保持通道畅通。

3. 负责严格执行医院领物相关规定及办公用品控制金额相关规定，审批手续不合规定的拒绝发货。

4. 凡入库耗材，必须品牌、规格、单价、数量与入库单完全相符，否则应拒收，签字即负责。

5. 熟练掌握库存物资数量及使用情况，及时申报采购计划。

6. 负责做好每月一次的送货工作，做到打单、备货、拣货按计划进行。

7. 负责做好每月一次盘存工作，确保账物相符。

8. 负责执行医用耗材抽检规定，及时联系，确保落实。

9. 负责做好各种登记，妥善保管好借条，及时补办出库手续。

10. 负责做好库房安全工作，做到防火、防盗，最后离开库房的保管员对安全工作负全责。

11. 负责完成部门领导交办的其他工作。

进货查验员职责

1. 坚持原则，按章办事。

2. 负责认真执行医院验货相关规定，凡手续不符合规定的，不得办理。

3. 区分轻重缓急，及时办理耗材验货手续，确保一线正常运行。

4. 负责完成部门领导交办的其他工作。

安全保卫部工作职责

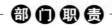

1.宣传教育群众提高警惕，增强法制观念，依靠群众搞好"四防"工作（防火、防盗、防事故、防食物中毒）。

2.严格实行安全防范制度，按照谁主管谁负责的原则，切实落实治安保卫责任制，做好要害部位和重点部门的安全保卫工作。

3.维护治安秩序，同危害治安的行为做斗争，配合有关部门对发生案件或事故的现场进行保护、调查与侦破工作。

4.领导治安委员会，对专职、义务消防组织进行领导和指导。

5.做好上级领导和外宾来院参观访问的安全保卫工作。

6.贯彻执行公安机关的有关规定和交办的事项，协助办理出入境手续，协助派出所做好户口、三无人员、重点人员的管理工作。

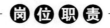

主任职责

1.在主管院长领导下，负责全科工作开展，根据治安、保卫、消防的有关规定，负责全院的保卫工作，维护正常的医疗秩序。

2. 负责组织全科人员认真学习党的政策、法规，贯彻执行上级领导的指示，负责完成院领导及公安机关交办的其他临时性任务。

3. 负责督促检查科内各项工作的完成情况，做好全科人员的思想政治工作。

4. 负责全院的安全检查，督促整改消防隐患。

5. 负责业余消防组织的组建和训练，做好消防器材的安置、更换和保管工作。

6. 负责对全院安全工作的领导，做好有关材料的收集、整理和建档工作。

7. 负责向院党政领导和机关业务部门报告工作，组织做好本院的保密工作。

8. 副部长协助部长主持全面工作。

治安专干职责

1. 负责做好全院治安保卫工作。

2. 负责督促检查各值勤点工作情况，对可疑人员及时查问和处理。

3. 配合上级公安部门进行案情查处，并及时向有关领导汇报。

4. 负责院内重点地段巡视检查，驱赶、查处在医院欺骗病人的骗子、医托，对一般纠纷做好解释工作，对无理取闹者要采取措施，保证医疗工作正常进行。

消防专干职责

1. 负责医院、宿舍区消防工作，接受公安消防监督机关的业务指导，定期参加业务学习和工作汇报。

2. 负责组织全院职工进行安全防火宣传教育，普及防火灭火知识。

3. 负责防火安全检查，督促整改火险隐患及各项防火安全制度措施落实。

4. 负责组织义务消防队的学习和训练，保养好消防器材和设施。

5. 对违反消防安全的管理人员，有权制止其行为，对单位存在的消防安全问题，及时上报有关领导，尽快落实整改。

6. 负责检查有关建筑设计中的防火规范情况，参加竣工验收。

7. 负责组织调查火灾原因，协助有关部门处理火灾事故。

8. 负责全院消防设施摆放，记录灭火器内溶液有效期使用情况，定期更换灭火溶液。

武装部专干职责

1. 认真学习和履行《民兵工作条例》，完成兵役登记、兵员征集、退伍军人服预备役登记，进行民兵整组、训练、考核。

2. 抓好民兵政治教育，落实好民兵"三项"教育制度，每年开展 2～3 次群众性的国防教育活动。

3. 负责组织民兵抢险救灾、战备值勤、维护社会治安等活动，战时负责组织民兵参军参战，保卫后方，支援前方。

4. 负责开展以劳养武，加强以劳养武项目的管理，合理使用以劳养武经费。

5. 负责协同民政部门做好军、烈属优抚工作及退伍军人安置工作。

门卫职责

1. 负责医院、宿舍区门卫安全保卫工作。

2. 负责大门口出入车辆的指挥、检查，疏通车道。

3. 负责出入人员及携带物品的检查、登记。

4. 负责安全保卫部交代的其他安全保卫工作。

5. 建立严格的交接班制度，事情交接须以文字记录，按谁当班谁负责的原则，坚决做到奖罚分明。

部门职责

1. 负责医院整体规划，根据医院发展需要，做好院内规划的各项建设工程的初步设计、计划落实、开工准备及项目的实施工作。

2. 做好基建项目施工前的一切准备工作，熟悉图纸，搞清楚工程的每个细节和数据。

3. 项目实施过程中，深入工地现场，做好工程施工及质量监督管理工作，做好记录，发现问题及时解决或逐级上报，参加隐蔽工程和重要分部、分项工程的验收并签署意见，对分项工序检测质量不合格的，不允许进入下道工序施工。同时会同审计部门按规定进行检查、检测和验收。项目有重大修改的，必须经设计单位审定和医院领导审批方可实施。

4. 工程完工后，组织相关单位根据招标文件、合同、施工图纸及相关规范要求进行验收，验收合格后移交相关职能部门。组织各参建单位按城建档案馆要求做好竣工图纸及资料的汇总，及时向城建档案馆移交资料。

5. 基建采购必须按合同要求和样品进行验收，大宗材料采购前应到厂家进行考察，确保厂家具备相应的生产能力和规模，确保产品符合合同约定的要求，杜绝伪劣建材使用。

6. 及时归档基建资料，资料必须字迹清楚，内容齐全，分类保存，防止丢失。

7. 做好医院公房分配、管理、建档工作，职工宿舍房屋信息和资料的收集更新工作，梨子山单身集体宿舍的管理工作。

岗 位 职 责

主任职责

在院党委、行政及分管院长的领导下，负责基建房产科的日常行政管理及对外协调工作，主要职责是：

1. 严格按施工计划、规范要求对工程质量、进度、安全、材料等全过程进行管理。及时验收隐蔽工程，检查到场的主要构件和材料，确保工程质量。

2. 召集各类会议，做好会议记录，草拟合同和有关文件，并负责督促其贯彻执行。

3. 负责组织基建房产科人员的政治业务学习，指导有关人员做好印鉴、文印管理和来宾的接待等工作。

4. 负责协调基建房产科各专业的日常工作，并审核各专业以基建房产科的名义发出的各种报告、文件，力求做到文字通顺，符合公文格式。

5. 负责行政文件收发登记、立卷归档、保管等工作，并负责管理监督档案文书资料的收集、整理、归档工作。

6. 负责基建房产科日常管理、工地保卫、工程合同草签、现场安全文明管理等工作。

7. 完成院领导交办的其他事项。

副主任职责

1. 在科长的领导下，积极主动配合科长做好全科各项工作。

2. 负责医院公房的管理和职工单身集体宿舍的分配、调整、监管工作。

负责职工宿舍区的房产及基建资料的整理归档。按上级要求做好职工住宅补贴、统计、上报工作。建立健全全院所有国有土地资产的档案资料收集和统计。监督了解全院公房使用情况并向上级领导提出合理建议。

3. 对医院各项公房管理规定的制度及时提出建议，提高医院对公房使用的管理能力。

4. 学习和熟悉国家的有关房产管理方面的相关政策，提高自身的业务素质。

5. 做到大事汇报，小事通气，相互理解，协调工作。

6. 协助科长制定年度工作计划和年终工作总结，做好年度评先评优工作。

7. 完成领导交付的其他任务。

房产管理员职责

1. 熟悉国家和医院的有关房屋的日常管理规定及房改的相关政策，具有一定的沟通协调能力。

2. 建立医院公房档案库，动态掌握医院业务、保障及生活用房的具体情况，及时更新公房变更的档案信息。

3. 掌握各生活区住户的实时居住情况，如有异常情况及时向科长汇报。

4. 根据医院发展的需要适时提出修改或完善各项房管制度的建议。

5. 负责职工宿舍住房详细情况的资料统计工作，及时掌握房屋交易情况，提高本科室管理工作水平。

6. 负责房租的收取工作，做好科室考勤工作，协助科室其他人员完成工作。

7. 向上级领导提出住房（含借房）分配的建议。

8. 遵守国家的相关政策法规和医院的相应制度，遵守劳动纪律、服从科主任的工作安排，按时按质完成科长交办的其他任务。

设备总工程师职责

1. 协助医院基建项目的设备选型、订货、安装、验收等管理工作。

2. 负责设备施工图设计的协调、联络，并解决设备安装过程中的设计变更、材料配件代用及优化设计等问题，确保设备安装符合相关规范要求。

3. 配合相关科室选择设备生产厂家及型号规格，参与设备及材料的考察、订货等相关工作。

4. 检查并督促设备、配件、材料到货情况，实时了解施工动态，控制进度，及时、妥善处理和协调各专业之间的施工关系。

5. 负责设备（包括机械、电气、仪表和材料等）货物到现场的开箱清点、设备安装、设备调试等全过程的质量检验。

6. 涉及图纸的修改、变更要督促设计院按时修改、完善，做到及时准确，不能影响正常施工。

7. 负责设备档案资料的收集、整理，及时归档。

工程资料室资料员职责

1. 熟悉和贯彻政府及行业主管部门的法律法规，遵循基本建设程序，依法管理医院在建工程项目的档案资料。

2. 督促施工单位做好竣工项目的资料收集、整理与归档工作。

3. 凡纳入工程技术档案的资料必须与工程施工同步进行，在各施工阶段，要及时检查资料收集的数量和质量情况，注意各项保证资料是否齐全，是否符合档案要求，竣工验收时由施工单位整理成册，作为竣工验收的重要内容，工程档案不齐全的不予办理工程价款的结算。

4. 工程技术档案，按照省、市、县城建档案馆归档的内容、标准、格式，由基建档案员收集装订成册，及时向医院档案室和当地城建档案馆（报建时规定须归档的项目）归档。

5. 负责各种文件的收发、传递、登记、保管、整理归档，以及文件的复印、复印登记工作。负责基建资料保管工作。

6. 负责基建房产科内的基本建设及有关数据的统计，配合财务部门完成固定资产的各种报表，做好项目报表。

材料专干职责

1. 负责检查材料、设备进场报验时必须附的产品合格证、检验证明、产品使用说明书等质保资料。

2. 负责对进入施工现场的材料、构配件、设备等均按相关标准要求和样品进行查验，所有材料质量必须符合相关规定，组织监理单位和基建房产科相关人员查验确认后才能投入使用，未经报验同意使用的材料禁止使用。

3. 合同约定中的主要材料、成批材料、构配件、设备进场时必须进行登记并建立台账。

4. 进入工地后材料、设备、配件若运出工地必须到基建房产科办理相关手续，未办手续者严禁运出工地。

专业工程技术人员职责

1. 参与建设项目工程立项可行性研究报告，进行可行性研究报告、初步设计和施工图设计编制的委托和审核工作。

2. 负责与勘察、设计、科研、监理、施工方及医院职能科室等有关单位的联系、衔接工作。协调处理涉及勘察、设计、科研、监理、施工方、医院职能科室等有关单位在工作中发生的日常事务。

3. 负责检查和落实本专业的工程计划及工程进度目标，编制相关施工进度图表，对工程施工进行全过程监督、检查。

4. 严格执行与各单位签订的合同条款。

5. 参与施工图、重大设计变更与专题技术问题的论证。

6. 填写施工日志，收集整理施工资料，做好归档准备工作。

7. 施工中发现质量、安全、进度、工艺、材料等问题，应及时向科长汇报。

8. 协助做好交工验收和竣工验收工作。

9. 参加调查和处理发生的工程质量问题及质量事故。

10. 努力学习本专业的新理论、新技术、新规范，钻研业务，关注本专业的发展和动态。能较熟练地掌握电脑的文字处理、电子表格和 CAD 画图等软件的应用。

11. 完成领导交办的其他工作。

办公室干事职责

1. 负责综合性文件、工作报告、会议纪要、工作计划和规章制度的起草工作。

2. 负责做好各类会议记录，制作简报，组织开展各类活动的对外宣传报道。

3. 负责基建房产科文件的收发、登记、传阅。

4. 负责来信、来访的接收接待及会议室、接待室管理。

5. 落实各项规章制度和管理规定。

6. 负责固定资产的申领、登记、保管及固定资产和后勤日常维修协调。

7. 负责统计报表的报送、考勤上报及指挥部文件等档案的管理。

8. 完成领导交办的其他各项工作。

第五章 业务支撑部门职责

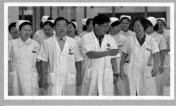
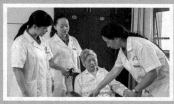
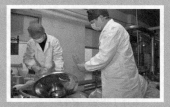
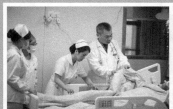
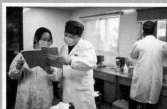

发展改革部（国际交流与合作办公室）工作职责

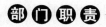

发展改革部职责

1. 在医院领导的指导下，切实做好医院战略发展规划的制定、规划工作的调查研究和政策建议，确保医院改革发展的正确方向。

2. 负责医院对外医疗合作工作的沟通协调、洽谈签约及组织实施。

3. 负责"湘中医"医疗联盟的相关工作。

4. 负责医院集团分门诊部、分院建设等长远发展的规划、拓展与维护工作。

5. 负责医院"互联网+"医院项目（包括远程医疗）的规划及建设工作。

国际交流与合作办公室（国际医疗部）职责

1. 在分管院长领导下，结合医疗工作实际，拟定工作计划，报分管院长批准后组织实施。

2. 在质控科指导下制定医疗质量管理标准，报分管院长批准后组织实施。

3. 做好国际医疗部医疗纠纷的防范和处理，并协同医务部做好对急危重症病人的抢救、疑难病历的会诊、手术讨论和审批及科室间的协调工作。

4. 负责国际医疗部门诊及住院病人的预约、分诊、陪诊及医疗费结算工作，协调安排国际部病人院内外会诊工作，做好国际医疗部病人资料的整理、保存、存档及回访工作。

5. 负责与国内外各大保险、代理公司签署保险合同，并负责安排保险公司为本院相关工作人员进行保险培训工作。

6. 负责国际医疗部的宣传和推广工作。

7. 负责国际交流与合作相关事宜的审批和上报工作。

8. 负责外籍友人及团体来院参观学习的联络与接待工作。

9. 定期组织院内医护人员参加外语培训等相关工作。

10. 负责与外事机构进行对接，并收集及上报相关数据。

11. 负责对医院医疗、医技业务人员出国学术交流进行登记审核及上报工作，并对医院全体职工因公、因私出国进行审批及上报工作。

12. 负责对医院集团海外医疗机构进行联络、沟通、对接（包括赴海外医务人员派驻、培训安排等）。

13. 负责对涉外医疗安全问题进行上报工作。

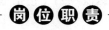

岗 位 职 责

主任职责

1. 在分管院领导的领导下负责发展改革部与国际交流与合作办公室（国际医疗部）管理工作。

2. 组织制定发展改革部与国际交流与合作办公室（国际医疗部）的工作计划，经院领导批准后组织实施，经常监督检查，按期总结汇报。

3. 负责部门人员的工作安排与调配。

4. 负责医院对外医疗合作工作的沟通洽谈及组织实施。

5. 负责"湘中医"医疗联盟、医院集团、分门诊部的对接沟通与协调工作。

6. 负责国际交流与合作项目的洽谈。

7. 负责国际医疗部的管理与推广。

8. 定期组织召开业务学习。

副主任职责

1. 协助主任积做好发展改革部与国际交流与合作办公室（国际医疗部）的各项具体工作，参与工作布置。

2. 在主任外出时，代替主任行使全面管理工作的权力。

3. 深入临床各科，及时向主任反映工作中存在的问题，为重大问题的决策做好参谋。

国际交流与合作办公室干事职责

1. 在主任领导下做好国际交流与合作的各项具体工作。

2. 定期组织院内医护人员参加外语培训、组织外语竞赛等相关工作。

3. 与外事机构对接，做好外籍友人及团体来院参观学习的联络与接待工作。

4. 负责省商务厅及国家商务部的涉外医疗数据收集及上报工作。

5. 协助医院集团海外医疗机构进行联络、沟通、对接，包括赴海外医务人员培训安排及海外远程会诊的联络与具体实施工作。

6. 协助国际医疗部海外项目的具体实施工作。

7. 协助对医院医疗、医技业务人员出国学术交流进行登记审核及上报工作。

8. 对相关宣传文稿进行撰写。

国际医疗部健康管理干事职责

1. 在科室主任领导下，结合医疗工作实际，拟定工作计划，报科主任批准后组织实施。

2. 做好国际医疗部门诊及住院客户的预约、分诊、陪诊及医疗费结算工作；为各大保险公司以及国内外高端客户做好各项就医以及健康管理服务，及时将高端客户的资料进行整理、保存和存档；积极开展就医后的回访工作。

3. 协助主任与国内外各大保险、代理公司签署保险合同并对接，负责安排保险公司为本院相关工作人员进行保险培训工作。

4. 负责国际医疗部的宣传和推广工作，做好高端客户资源的维护和拓展工作。

5. 做好国际医疗部医疗纠纷的防范和处理工作。

医疗咨询干事职责

1. 负责病人门诊预约、就诊、入院、转诊、分流衔接等具体医疗服务对接事宜的协调处理。

2. 负责病人预约的线上线下问题的处理，与相关负责人及时沟通并解决问题。

3. 负责接待窗口的日常管理和服务等事宜。

4. 负责接诊医生和各临床科室日常关系维护及工作对接。

5. 负责每月、年度业务数据汇总。

6. 负责科室公众号资料整理、上传，院内临床科室宣传对接。

7. 组织开展为高端病人的讲座工作。

全科医生职责

1. 负责病人到院后的首诊。

2. 为病人提供问诊咨询，为复诊病人及有需求的病人开具药品及进行检查。

3. 密切关注会诊动态，及时安排临床科室接诊。

4. 负责线上远程咨询服务。

5. 为业务拓展专员提供医学专业问题解答、咨询、培训，整理专业资料。

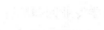

部 门 职 责

在医院党委和行政的领导下，本着"服务、沟通、创新"的工作宗旨，紧紧围绕"运营分析、资源配置、流程优化、绩效管理"创造性开展工作。运营与绩效管理部下设两个办公室：运营管理办公室、综合绩效评价办公室。其职责分别如下：

运营管理办公室工作职责

1. 建立健全医院经济核算制度，规范核算流程。

2. 根据医院经济发展的需要，不断调整绩效工资的分配政策。

3. 每月根据财务管理办公室提供的收入、支出数据，核算科室绩效工资以及其他补贴项目。

4. 定期对医院经济运营情况进行专项分析，加强成本控制，减低运营消耗，节约医院运行成本，提高经济效益。

5. 每月向院领导提供绩效核算报表，及时、准确发放医院绩效工资。

6. 每月协助各职能科室代扣、代发各项奖罚款项。

7. 年终整理、汇总经济数据，并提供给医院和相关科室。

8. 协调、处理好与临床科室之间的工作关系。

9. 完成领导交办的其他工作。

综合绩效考评办公室工作职责

1. 建立健全医院绩效考核制度，持续优化医院绩效考核体系，建立高效的激励机制。

2. 强化绩效考核导向，推动医院实现预算与绩效管理一体化，提高医疗服务能力和运行效率。

3. 协助各职能部门完成绩效指标的计算。

4. 每年初完成上一年度三级公立中医院绩效考核数据填报工作。

5. 对医院绩效考核指标的考评结果进行系统分析，根据分析情况及时调整完善医院内部绩效考核和薪酬分配方案。

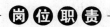

岗位职责

主任职责

1. 在主管院长的领导下，负责本部门业务及行政管理工作，带领本部门人员树立为临床一线服务的思想，配合临床医技科室及各职能科室完成医院的各项任务。

2. 健全医院绩效核算与考评制度，负责绩效考核方案的设计、核算工作，开展科室绩效评估、分析与辅导，推进绩效工作的持续改进。

3. 定期对临床医技科室运营情况进行分析、汇报和反馈，为院领导提供决策参考依据。

4. 协调处理好与各职能科室的工作关系，保证绩效考核指标准确及时上报。

5. 完成院领导交办的其他工作。

绩效核算员职责

1. 根据财务部提供的收入支出数据，复核数据、核算临床科室基础绩效。

2. 及时调整医院人员异动及医生工作量的匹配。

3. 对临床科室进行收支情况分析、奖金核算。

4. 负责临床医技科室及行政后勤人员绩效核算及发放表的制表。

5. 负责各科室每月奖金表姓名、账号、总金额、科室基金比例的核对工作。

6. 为部分科室绩效新方案的测算提供数据和分析。

7. 年底负责对临床科室奖金、收支、经济运行等情况的数据进行汇总、分析，并对科室年底经济指标完成情况进行分析说明。

8. 汇总核算各科室中医传承工作量奖。

9. 核算各医疗科室住院欠费及返还情况。

10. 协助各职能科室代扣、代发各项奖罚款项。

绩效指标管理人员职责

1. 负责医院绩效评价指标的收集、整理、上报工作。

2. 与各职能科室建立良好的信息交流、沟通与反馈机制，以项目方式推进运营指标的进一步完善。

3. 开展科室绩效评估、分析与辅导，推进绩效工作的持续改进。

4. 每年初完成上一年度三级公立中医院绩效考核数据的填报和分析工作。

5. 负责实施各科室经营计划，通过绩效指标评价及时、客观、真实地反映各科室经营成果与问题，为医院经营、管理提供资料、数据和决策建议。

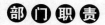

信息中心为医院一级职能和技术管理部门，负责医院信息技术与管理，主要职责有：

1. 拟订医院信息化建设总体规划、年度计划。

2. 编制医院信息化建设年度资金预算。

3. 制订医院信息化建设管理规章制度。

4. 负责医院信息化建设项目的规划、建设、管理、运行和维护。

5. 负责医院信息技术的咨询、培训和服务。

6. 负责医院网络与信息安全建设与管理。

7. 负责医院数据资源的管理、分析与利用。

8. 负责医院其他信息化相关工作及院领导交办的临时性工作。

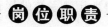

主任职责

1. 在主管院长领导下，负责指导、督促、检查信息中心的各项业务并承担全面管理和协调管理工作，执行各级各类法律、法规、管理规定和制度。

2. 负责信息中心全面发展和建设工作，制定年度工作计划并组织实施。

3. 负责督促、检查信息中心各项工作完成情况，及时指导、督促改进。

4. 负责信息中心人员的思想、政治工作和业务学习，提高其政治、业务素质。

5. 负责医院信息化建设项目的规划、设计、实施、使用、维护和管理工作。

6. 负责医院统计、图书情报、病案管理工作。

7. 负责省中医药管理局委托的信息化和统计项目的管理和实施。

8. 负责及时向主管院长汇报工作，完成领导安排的临时工作。

9. 副主任协助主任负责全科管理工作。

10. 遵纪守法、严格自律，自觉遵守职业道德规范。

数据库管理职责

数据库管理主要内容包括数据库的建立、调整、重组、重构、安全控制、完整性控制和对用户提供技术支持。

1. 负责数据库参数设置和调整的审批管理。

2. 负责服务器、数据库安全的管理（含设备的用户名、开机口令、应用口令和数据库口令的管理和使用）。

3. 负责数据的备份、恢复与审核工作。

4. 负责数据的迁移、导出、导入和审核工作。

5. 负责及时、真实、完整地记录系统的运行状况、配置变更和资产变更情况。

6. 负责监督和督促系统维护商，按照合同的规定对系统进行维护和管理。

7. 负责按期对系统情况进行监测与分析，并按月提交分析报告。

8. 遵纪守法、严格自律，自觉遵守职业道德规范，禁止泄露、外借和转移专业数据信息。

机房核心设备管理职责

机房核心设备管理包括中心机房核心设备的安装、调试、维护、升级等工作。

1. 负责服务器、存储设备等核心设备的日常管理与维护。

2. 负责机房核心设备的安装、调试、维护和升级管理工作。

3. 负责每天定时检查运行状态，并做好运行日志。

4. 负责机房核心设备故障处理工作。

5. 负责机房核心设备技术文档整理与存档工作。

6. 负责机房安全管理工作。

7. 遵纪守法、严格自律，自觉遵守职业道德规范，严禁向外界泄露机房设备的配置用户、权限、口令、属性、功能等信息。

网络管理职责

网络管理主要内容包括网络规划、实施、配置以及性能管理、故障管理、安全管理等。

1. 协助信息中心专人制定网络建设规划。

2. 负责各项网络工程的实施。

3. 负责协调解决各联网科室（部门）网络使用中的问题。

4. 负责信息中心网络资产的管理工作。

5. 监测机房网络设备及软件的正常运行。

6. 负责网络安全管理工作。

7. 拓展网络业务范围，发挥网络的作用。

8. 负责网络文档管理。

9. 遵纪守法、严格自律，自觉遵守职业道德规范，严禁对外泄露网络、防火墙、网闸等设备密码信息，严禁私自外接终端设备。

应用系统管理职责

应用系统管理主要包括对业务系统使用日志记录、系统运行维护、故障排查以及问题分析、版本升级和文档管理等工作。

1. 记录用户使用中出现的问题。

2. 负责应用系统故障的排查。

3. 用户提出需求的确认。

4. 根据应用系统使用情况，提出修改意见。

5. 负责新程序的测试和交付工作。

6. 负责风险分析、问题分析，根据分析结果制定应用系统优化方案。

7. 对数据进行分析，并提供分析报告。

8. 利用原始数据，根据需求编写专门程序。

9. 负责软件版本管理。

10. 负责软件文档管理。

11. 负责应用系统与新农合、医保、区域平台等对外系统的接口开发、运行维护工作。

12. 遵纪守法、严格自律，自觉遵守职业道德规范，保护应用系统版权信息，严禁泄露医院各项信息数据。

系统管理职责

系统管理主要包括信息系统（含软硬件系统）的设计、安装、配置、管理和维护工作。

1. 负责主机运行参数、用户注册、权限管理、作业优先级的管理与维护。

2. 负责制订、实施系统转储及恢复策略和实施方案。

3. 负责服务器操作系统的基本安装和调试。

4. 负责系统软件的日常维护。

5. 负责存储设备软件系统的日常维护。

6. 负责服务器、存储设备等监测项目的管理。

7. 参与新购服务器、存储设备与安全设备的选型。

8. 负责系统核心文档的管理。

9. 遵纪守法、严格自律，自觉遵守职业道德规范，严禁泄露服务器及存储设备的密码信息。

信息安全管理职责

信息安全是通过信息管理与技术手段保障中医医院信息系统安全与正常运行。

1. 负责医院信息系统的日常安全管理与维护。

2. 负责病毒库定期升级。

3. 负责应用系统的安全检测。

4. 定期分析信息安全风险。

5. 提出安全解决方案。

6. 负责安全文档管理。

7. 负责信息安全保密工作。

8. 遵纪守法、严格自律，自觉遵守职业道德规范。

终端与外部设备管理职责

终端与外部设备管理主要包括客户端、工作站、打印机等外部设备的管理和维护工作，保证设备正常运行。其岗位职责如下：

1. 负责终端与外部设备的配置规划、采购和管理工作。

2. 负责制定日常维护计划，定期检查和维护终端与外部设备。

3. 负责定期巡视终端与外部设备的运行情况，记录运行日志。

4. 负责终端与外部设备故障处理并记录存档。

5. 负责终端与外部设备的报废处理和安全管理工作。

6. 负责整理与保存终端与外部设备技术文档，包括驱动程序、保修卡及重要随机文件等。

7. 遵纪守法、严格自律，自觉遵守职业道德规范，做好安全保密工作。

现场技术支持职责

现场技术支持是指医院信息设备、信息系统在实施安装、调试、排除故障等现场提供技术服务。

1. 接到维修申请后及时到达现场。

2. 尽量在最短时间内排查、恢复设备和软件正常工作。

3. 负责医院各科室设备、软件的现场维修。

4. 指导用户正确使用设备和软件。

5. 负责设备文档管理。

6. 遵纪守法、严格自律，自觉遵守职业道德规范。

技术培训职责

技术培训是指对全院的信息技术、应用软件、信息设备使用的培训工作，对用户提出的技术问题进行解答。

1. 负责对全院计算机操作人员进行应用软件培训。

2. 了解熟悉计算机及其他设备的性能和使用方法，对计算机操作人员进行硬件知识的培训。

3. 负责对医院信息中心运行的软件进行推广、培训和日常操作指导工作。

4. 负责向操作员传授设备的基本性能、使用常识和方法。

5. 负责制定年度培训计划，合理安排培训计划的实施，提高全院员工的计算机操作技能。

6. 负责信息系统运行过程中疑难问题的解答。

7. 对系统的变更、升级和扩展等新功能形成文档，并对使用人员进行告知指导。

8. 遵纪守法、严格自律，自觉遵守职业道德规范，做好安全保密工作。

系统开发职责

系统开发主要内容包括系统设计、功能设计、代码实现、编写核心代码等。

1. 负责医院信息系统项目开发的设计分析，总体规划。

2. 负责编制具体项目的开发计划，制定技术方案，评估和控制项目风险。

3. 根据项目要求，完成《详细设计说明书》的编写。

4. 负责与实际需求人员进行衔接，熟悉项目的需求规划说明，熟悉项目的开发计划及项目的概要设计说明。

5. 按计划完成功能模块的功能设计、代码实现、代码编写和单元测试，并提交测试人员进行功能测试。

6. 负责完成相关功能模块的故障修复。

7. 参与需求和设计讨论，对项目开发各个环节进行签字确认。

8. 为现场技术支持人员提供技术支持，解决现场技术支持过程中遇到的相关问题。

9. 严格遵守相关开发工具的编码规范。

10. 有效监控项目的开发进度、测试进度，控制项目开发整个过程及关键环节。

11. 负责提交相关年、月、日计划和总结。

12. 对各项目软件开发、编程等有效程序的质量、进程进行自我管理。

13. 遵纪守法、严格自律，自觉遵守职业道德规范，确保所开发项目的政策、文件等信息保密，严禁泄露、外借和转移开发数据信息。

14. 负责项目资料的收集、整理、建档、保存。

统计职责

1. 在信息中心主任领导下，负责准确、及时、全面、完整地收集整理、汇总和分析各类报表。

2. 按照规定时间向相关部门上报日报、月报、季报、年报工作。

3. 做好疾病分类统计工作。

4. 指导临床规范书写病案首页，及时完成绩效考核首页上报工作。

5. 做好信息反馈工作，定期进行统计分析，为医疗、教学、科研和医院提供循证服务。

6. 依法统计，充分发挥统计的信息、监督、咨询作用。

7. 努力钻研业务，保管好各种统计资料。

8. 负责完成主任安排的其他工作。

病案管理职责

1. 在信息中心主任领导下进行病案管理工作。

2. 负责全院病案的收集、整理、装订、上架归档、借阅和保管及复印工作。

3. 负责病案资料的索引、登记、编目工作。

4. 负责病案按疾病和有关健康问题的国际统计分类，进行疾病编码、手术和操作分类编码。

5. 提供教学、科研、临床经验总结等使用的病案。

6. 在规定的时间内负责催要外借的病案，对归还的病案进行核对。

7. 严格按照《医疗机构病历管理规定》要求，接待并及时提供院内各部门及外单位和个人对病案的利用需求，包括阅览和复印，并做好各类登记工作。

8. 病案室工作人员必须严格保守病案中一切信息，不得随意泄露。

9. 做好病案的管理工作，保持库房清洁、整齐、通风、干燥，防止病案霉烂、虫蛀和着火。

10. 认真完成科主任安排的临时性任务。

图书管理职责

1. 热爱本职工作，认真履行岗位职责，严格执行有关图书管理规章制度，全心全意为读者服务，坚守岗位。

2. 按照图书编目要求，及时做好新书登记编目和分类上架工作。

3. 严格执行《医院图书管理与借阅管理制度》。

4. 做好图书的清理和更新工作，做好旧书的修补工作。

5. 热情服务，坚守岗位，钻研业务，提高效率。

6. 认真做好读者阅读率的统计工作，认真填写各种记录登记表册。

7. 做好清洁卫生及防火、防盗、防尘、防晒、防虫、防潮等工作。

8. 负责图书排架、整架，做好各类图书统计工作，做到账目清楚，书账相符。

9. 保持室内整齐，清洁工作每日一次，大扫除每月一次，做到窗明几净。

10. 负责完成主任安排的其他工作。

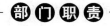

部门职责

　　在医院党委行政领导下，招投标中心负责组织实施全院医教研相关的医疗设备、信息化设备、器械、试剂、中药饮片等物资及其定制、维护保养服务的集中招标工作，具体职责如下：

　　1. 执行国家、省招投标和政府采购有关法律法规；结合医院实际情况，拟定医院招投标管理办法及相关规定，做到公平公正、规范有序。

　　2. 负责建立评标专家库。在医院领导和纪检监察科的监督下组建招标专家库，制定专家评审相关纪律规定，实施规范和纪律教育。

　　3. 负责按程序审批执行医院各类项目的招投标工作，严格按国家、湖南省、学校及医院相关规定执行。

　　4. 负责组织院外招投标工作，负责院内外招投标文件的审定、招标代理机构的确定。

　　5. 负责组织医院自主招标项目的招标，负责公告公示、公开报名、投标单位资格初审、招标文件审定、协调招标项目的考察及踏勘、组织开标评审、中标公告公示等工作。

　　6. 负责将招标项目的评标结果及重大问题向院务会或党委会报告，确定中标单位，发出中标通知书。

　　7. 负责协助招投标项目合同签订、货物验收等全过程管理。

8.负责管理招标相关档案。定期收集、整理、归存招标文件、资料等档案，确保所有资料可追溯。

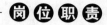

岗位职责

主任职责

1.在医院党委行政领导下，全面负责组织实施全院医疗设备、信息化设备、医用耗材、试剂、中药饮片等物资及其设备维护保养服务的招标采购工作。

2.贯彻落实国家、湖南省的招标政策法规和制度规范，拟制本院招标采购工作管理制度及相关规定。

3.负责统筹安排本中心各项工作任务，科学分工，密切协作，抓好人员工作作风养成和业务管理能力的培养，提高工作效率。

4.负责专家库建设与管理，按具体采购项目要求在院领导和纪检监察下组建评标小组。

5.负责本中心内部工作人员的教育、培训等。定期向医院领导汇报招标采购工作情况，接受医院、纪委监察的监督检查。

6.注重加强业务部门之间的协调，分工合作，共同完成好上级下达的各项任务。

7.负责完成院领导和业务部门交办的其他工作任务。

干事职责

1.严格遵守国家相关法律法规及医院各项规章制度，按时完成招投标中心的工作任务。

2. 在中心主任的领导下，负责全院医疗设备、信息化设备、医用耗材、试剂、中药饮片等物资及其设备维护保养服务的招标采购工作。

3. 负责编制招标采购文件。拟制招标文件，明确评审方法、评分标准以及资质、商务等评价要素。

4. 负责发布招标采购信息。在医院官网发布物资采购招标公告、中标公示等有关招标信息。

5. 负责参与对中标单位的货物验收。

6. 负责协助、配合招标代理公司做好院外招投标工作。

7. 负责整理招标采购工作相关文件和资料，定期收集、整理、归存招标文件、资料等档案。

8. 负责专家库建设与管理。

9. 负责完成中心主任交办的其他任务，对重大、重要事项及时请示汇报，做好上传下达。

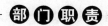

1. 完成医院的日常工作，配合开展医院建设工作，完成院领导交代的其他工作。

2. 配合医院完成中医内科学湖南省优势特色重点学科和中医学国家"双一流"建设学科中医内科方向的建设工作。

3. 加强实验中心所依托平台中医内科重大疾病防治研究及转化教育部重点实验室、中药药理（心血管）国家中医药管理局三级中医药科研实验室、湖南省特色中药制剂创新服务平台、特色中药制剂湖南省工程实验室和中医内科学湖南省普通高校重点实验室的建设和运行工作。

4. 开展实验新技术，进行校院职工、研究生在本中心从事实验研究的管理及技术指导工作，致力于推动医院临床科研的发展。

5. 进行医院科研类专业技术人才的培养工作及校院研究生、本科生的带培工作。

6. 根据上级实验室建设与运行文件要求，优化实验中心的管理工作。

岗位职责

主任职责

1. 贯彻执行上级及医院有关规定，领导并组织完成实验中心工作任务。

2. 负责编制实验中心建设规划和年度工作计划，加强实验中心的科学管理。

3. 负责实验中心精神文明建设，提高工作人员的政治觉悟和理论水平。

4. 负责实验中心的文化建设与宣传工作。

5. 制定实验中心岗位职责，负责工作人员的管理及考核工作。

6. 负责实验中心科研平台和重点学科的建设与运行工作。

7. 组织实验中心对外开放，开展社会科研服务工作。

8. 负责实验中心设施改造、仪器设备申购与维修等的审批工作。

副主任职责

1. 协助主任做好实验中心的规划、建设、管理、服务和其他工作。

2. 负责制定实验中心的各项规章制度，并督促、落实执行情况。

3. 组织开展实验技术培训等学术交流活动。

4. 负责定期检查仪器设备使用情况以及中心设施改造、仪器申购与维修等的核查工作。

5. 负责所需实验试剂、耗材等低值易耗品及办公用品的审批工作。

6. 负责实验中心易制毒化学品的购置、报备、审核、管理及使用监督工作。

7. 抓好实验中心安全、卫生工作，创造优良的科研环境。

管理员职责

1. 遵守实验中心的各项规章制度，完成实验中心主任分配的各项管理工作。

2. 做好仪器设备的正常维护和分类管理工作。

3. 负责实验中心信息化管理平台的管理工作。

4. 负责实验试剂、耗材等低值易耗品及办公用品的领用工作。

5. 负责仪器设备的损坏报赔、送外检修、报废注销以及出入库（账）等管理、登记及存档工作。

6. 负责实验中心档案资料的管理工作。

7. 负责实验中心的常规管理与安全工作。

技术负责人职责

1. 遵守实验中心的各项规章制度，完成实验中心主任分配的各项工作。

2. 协助主任做好相应平台的技术发展与建设规划。

3. 负责所在技术平台仪器设备的配置、审核、论证、报批与正常运行。

4. 掌握技术平台仪器设备的工作原理与使用方法。

5. 掌握技术平台各项实验技术的原理和操作方法。

6. 不断提高科研技术水平，掌握最新实验技术，增强技术平台服务能力。

7. 按要求完成实验中心分配的合作项目等科研工作任务。

8. 指导和培养青年实验技术人员、研究生开展实验技术工作。

技术员职责

1. 遵守实验中心管理的各项规章制度,按要求完成实验中心的各项任务。

2. 熟悉所在技术平台的仪器设备,进行仪器的日常维护和使用登记。

3. 掌握相关实验技术的工作原理和操作方法,不断提高实验技术水平。

4. 按要求完成技术平台的实验检测任务。

5. 指导学生使用仪器及实验技术操作。

6. 负责技术平台区域的安全与卫生工作。

第六章　临床一线职责

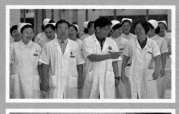
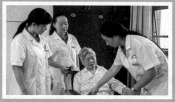
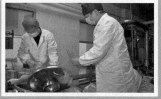
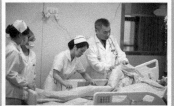
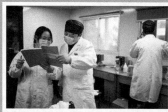

八、放射科工作职责 ----------------------------------- **331**

九、超声科工作职责 ----------------------------------- **345**

十、PET/CT 中心工作职责 ----------------------------- **349**

临床医师岗位职责

临床主任医师职责

1. 在科主任领导下运用中、西医理论和经验，指导全科医疗、教学、科研、技术培训与理论素养提高工作。

2. 每周查房，亲自参加危重病人的抢救处理与疑难病例、术前病例、死亡病例的讨论及会诊。

3. 指导科内主治医师、住院医师做好各项医疗工作，有计划地开展基本功训练。

4. 紧密结合临床实践负责整理研究与本专业有关的中医古典文献，总结临床经验，著书立说，并带好助手。

5. 按规定时间参加门诊工作，随时解决疑难病症。

6. 了解掌握中、西医学术动态和先进经验，定期或随时向科内人员介绍，指导临床工作。

7. 督促下级医生认真贯彻执行各项规章制度和医疗技术操作规程。

8. 副主任医师参照主任医师职责执行。

临床主治医师职责

1. 在科主任领导和主任医师指导下，运用中、西医理论，参加本科一定范围的医疗、教学、科研和技术培训工作。

2. 按时查房，随时掌握病人的病情变化，指导住院医师进行辨证论治，参加危重病人的抢救、疑难病例、术前病例、死亡病例讨论并提出初步处理意见，遇有重大问题应及时向科主任或主任医师汇报。

3. 参加值班、门诊、急诊、会诊、出诊工作。

4. 审阅并修改下级医师书写的医疗文书，决定病人出院，审签出（转）院病例。

5. 严格执行各项规章制度和技术操作规程，主管病房的主治医师应经常检查本病房的医疗护理质量，严防差错事故，与护士长共同负责搞好病房管理。

6. 组织本组医师学习并正确运用中、西医理论及先进技术，开展新技术、新疗法，进行科研工作，做好资料积累，及时总结经验。

7. 担任临床教学，指导进修、实习医师工作。

临床住院医师职责

1. 在科主任领导和主治医师指导下，负责一定数量病人的医疗工作，新毕业的医师实行二十四小时住院医师负责制，担任病房值班工作。

2. 运用四诊八纲、辨证施治的方法诊治病人，开写医嘱，并检查执行情况。

3. 负责书写病人住院期间的医疗文书，及时完成出院病人的病历小结，负责修改实习医师书写的医疗文书。

4. 遇有辨证、治疗上的疑难问题，应及时向主治医师报告，提出所管病员的转科或出院的意见。

5. 住院医师对所管病人应全面负责，在下班前做好交班工作，对重症病人采用床头及书面方式向值班医师交班。

6. 参加科内查房，对所管病人每天至少上、下午各巡诊一次，了解病人的饮食起居、病情变化、治疗效果等，上级医师查房和请他科会诊时，应陪同诊视，并汇报病情和诊治情况，详细、准确地记录上级医师查房或会诊意见。

7. 严格执行各项规章制度和技术操作规程，严防差错事故，指导护士进行辨证施护。

8. 学习中、西医基础理论，练好基本功，提高临床治疗效果，参加科研工作，及时总结经验。

9. 随时征求病人对医疗护理工作的意见。

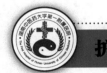

护理学组护士长职责

1. 在护理部领导下，根据医院年度工作安排，制定学组年度工作计划并组织实施。及时传达、布置医院和护理部下达的各项工作任务，督促和指导各专科护士长工作。

2. 确立学组内各专科小组职责，制定年度考核标准。

3. 对分管专科小组进行护理质量管理，把好护理环节及终末质量关。对检查结果进行讲评、分析，制定整改措施并督促落实，促进护理质量持续改进。

4. 掌握本专业领域的国内外发展动态，根据临床专科护理发展的需要，开展专科护理培训，定期组织学术讲座，积极开展新业务、新技术。提高专科护理业务技能水平，提升医院整体护理能力。

5. 组织并参加各专科护理查房、业务学习、护理会诊。督导、解决危急重症、疑难、特殊病例护理问题，制定护理措施并落实。

6. 根据医院和专科发展需要，制定护理科研计划，鼓励护理人员积极参与护理科研及撰写科研论文，促进护理学科建设与发展。

7. 定时召开学组会议，总结反馈学组工作情况，改进学组工作。

普通病区护士长职责

1. 在护理部主任和科护士长的领导下及科主任的指导下开展病区管理工作。负责本病区护理行政和护理业务管理。根据护理部工作计划，制定并组织实施本病区护理工作计划。

2. 建立健全并严格执行本病区规章制度、中西医护理常规及技术操作规程、岗位职责及质量管理标准。坚持"以病人为中心"的服务理念，合理安排本病区护理人力，实施连续、无缝隙的护理责任包干制。

3. 掌握本病区病人动态，做到"九知道"（当日住院病人总数、入院病人、出院病人、当日手术病人、次日手术病人、特殊检查与治疗病人、情绪不稳定病人及需要特殊护理病人的情况），有计划地参加各班或各小组护理工作，亲自参加、指导危重病人护理及复杂护理技术操作。

4. 负责本病区护理质量管理，把好护理环节及终末质量关。组织质控小组定期进行质量检查，对检查结果进行讲评、分析，制定整改措施并督促落实，促进护理质量持续改进。

5. 督促本病区护理人员运用中医整体观念，对病人进行辨证施护，为病人提供个性化、专业化并具有中医特色的优质护理服务。推广和运用中医传统技术，彰显中医护理特色优势，不断提高护理水平。

6. 督促本病区护理人员落实分级护理制度，做好基础护理和危重病人护理，落实核心制度，做好抢救工作及消毒隔离工作，严防护理不良事件及纠纷的发生。

7. 组织本病区护理业务查房和护理会诊，积极开展新业务、新技术及护理科研。参加科主任和主治医师查房，参加疑难病例会诊、特殊手术术前及死亡病例讨论。

8. 根据护理部护士规范化培训、专科培训及层级培训等计划，制定并实施本病区护理人员培训计划。负责护理实习生在本病区的见习和实习安排及护理进修生的进修学习，指定有经验和教学能力的护师及以上职称人员承担教学工作。

9. 指定专人保管和定期检查本病区的药品、仪器、设备、医疗器材、被服和办公用品等，遇有损坏或遗失应及时查明原因，提出处理意见。

10. 根据护理工作量、难易程度、护理质量、满意度等要素对护士进行绩效考核。

11. 每月召开一次病人座谈会，征求病人及病人家属的意见和建议，不断改进工作。与相关部门做好沟通协调工作。督促检查护工、卫生员及外勤人员的相关工作。

12. 及时了解并发现护理工作中存在的问题，加强医护沟通。

13. 组织拟定护理科研计划，督促、检查计划的实施，及时总结护理经验并进行科研成果的交流与分享。

急诊科护士长职责

1. 同普通病区护士长岗位职责。

2. 制定符合本科室具体情况的急诊急救应急预案。安排并督导护理人员配合医师做好急诊抢救工作，保持急诊抢救绿色通道畅通。

3. 加强护理人员业务培训，提高护理人员急诊救护能力和水平。

4. 检查、督促护理人员认真执行抢救制度。确保各种急救药品与器材定量、定位放置、定人保管、定期检查、及时补充，使抢救仪器设备处于完好备用状态。

5. 如遇大批伤员或其他突发事件，积极组织人力进行救治并及时向相关部门报告。

6. 协助科主任做好急诊科与其他部门的沟通协调。

重症医学科护士长职责

1. 同普通病区护士长岗位职责。

2. 组织、督促护士配合医师做好重症监护工作，确保各种急救药品与器材等完好备用。

3. 督导病人安全管理、医院感染管理等相关制度与措施的落实。不断提高护理质量，确保病人安全。

4. 参加科主任查房，参加科内会诊、大手术或新开展手术、疑难病例、死亡病例的讨论，了解所有病人病情。

5. 每日主持晨会交班和床旁交接班，组织、指导并参与抢救危重、大手术后病人的护理。

6. 组织科内护士进行重症医学专科知识培训并进行考试考核，提高重症监护能力和水平。

手术室护士长职责

1. 同普通病区护士长岗位职责。

2. 建立健全并严格执行手术室规章制度、技术操作流程、岗位职责及质量管理标准，加强手术室医院感染管理及安全管理，制定并落实持续改进方案和措施，不断提高护理质量和专业技术水平，确保手术病人安全。

3. 全面负责手术室护理行政及业务管理。

4. 承担医院手术配合任务及突发事件应对工作。合理进行手术室护士排班及手术台次安排。落实手术室的术前访视、术中配合和术后回访工作。

5. 加强财产管理，认真落实有关法规、规定，负责手术所需器械、仪器设备及一次性手术用品与耗材等物资的申购验收、报损及管理工作。指定专人做好器械、仪器设备等物资的保管及日常保养，定期进行检查，并对其使用情况进行分析与信息反馈，既保证手术的需要，又防止积压浪费。

6. 承担科研与教学任务，对手术室工作人员进行规范化培训与考试考核。

7. 参加手术室改建、扩建和新建方案的初步设计与审核，提出设计及装饰建议。

8. 与相关科室、相关人员、手术病人及其家属进行沟通协调，征求对手术室工作的意见和建议，并及时整改与反馈。

9. 负责手术工作量记录与统计，手术切口感染率调查及统计工作。

消毒供应中心护士长职责

1. 同普通病区护士长岗位职责。

2. 督导护士及工作人员严格执行原卫生部 2009 年公布的《医院消毒供应中心　第 1 部分：管理规范》《医院消毒供应中心　第 2 部分：清洗消毒及灭菌技术操作规范》《医院消毒供应中心　第 3 部分：清洗消毒及灭菌效果监测标准》。

3. 严格按照上述三个行业标准进行医疗器械和敷料的准备、清洗、消毒、灭菌、保管、供应，以及医疗器材、敷料和药品的清点领用、报废等工作，并定期检测高压灭菌器的效能和各种消毒液的浓度，按要求对高压灭菌物品及其他消毒灭菌物品、一次性无菌物品进行质量检查，发现异常立即处理并上报相关部门。

4. 开展技术革新，不断提高工作效率。

5. 深入各相关病区 / 科室了解需求，征求意见，不断改进工作。

6. 参加消毒供应中心改建、扩建和新建方案的初步设计与审核，提出设计及装饰建议。

血液净化中心护士长职责

1. 同普通病区护士长岗位职责。

2. 督导病人安全管理、医院感染管理等相关制度与措施的落实。按要求配备各种透析器材。

3. 参加血液净化中心／血透室改建、扩建和新建方案的初步设计与审核，提出设计及装饰建议。

4. 组织科内护士进行血液净化专科知识培训，提高专科护理能力和水平。

产科护士长职责

1. 同普通病区护士长岗位职责。

2. 参与危重患儿及产妇的抢救，配合医师做好难产的处理。

3. 督导产妇安全管理、医院感染管理等相关制度与措施的落实。

4. 参加产房改建、扩建和新建方案的初步设计与审核，提出设计及装饰建议。

5. 按爱婴医院要求做好相关工作。

新生儿科护士长职责

1. 同普通病区护士长岗位职责。

2. 参与危重新生儿的抢救及处理。

3. 督导新生儿安全管理、医院感染管理等相关制度与措施的落实。

4. 参加新生儿科改建、扩建和新建方案的初步设计与审核，提出设计及装饰建议。

5. 按爱婴医院要求做好相关工作。

肿瘤科护士长职责

1. 同普通病区护士长岗位职责。

2. 及时了解肿瘤病人心理动态，对病人实行人性化护理。

3. 督导病人安全管理、医院感染管理等相关制度与措施的落实。

4. 组织科内护士进行肿瘤专科知识的培训，提高相关能力和水平。

5. 了解国内外本专科护理发展动态，并根据医院具体条件，运用先进技术，提高护理质量，发展护理学科。

静脉用药配置中心护士长职责

1. 同普通病区护士长职责。

2. 承担医院静脉输液调配任务，负责输液质量检查，保证用药安全，严禁差错的发生。

3. 建立健全并严格执行中心规章制度、技术操作流程、岗位职责及质量标准，制定并落实持续改进方案和措施，不断提高专业技术水平，确保输液安全。

4. 制定一次性注射器、消毒用品、包装容器等消耗品的申购计划。负责静配仪器和设备的日常保养和管理，定期对使用情况进行分析与反馈。

5. 负责中心的卫生管理工作，检查调配操作环境及所用器具的消毒、处理情况，严格执行卫生技术标准，杜绝一切可能造成污染的工作隐患。安排专人负责菌落检查工作。

6. 做好调配中心与临床各病区的协调工作，征求意见，不断改进工作。

健康管理中心护士长职责

1. 同普通病区护士长岗位职责。

2. 负责健康管理中心护理质量控制。检查护理质量，督促护理人员严格执行各项规章制度和技术操作规程，加强医护配合，严防不良事件发生。

3. 负责护理人员的政治思想工作，教育护理人员加强责任心，改善服务态度，遵守工作纪律。

4. 做好团队及个人接待、沟通工作，圆满完成各项体检任务。

5. 不断改善就诊环境，开展健康宣教，实施人性化服务。

6. 组织护理人员业务学习及技术训练。开展新业务、新技术及护理科研。

7. 负责护理人员的分工，做好体检人员的组织管理及各类仪器、设备、药品的管理。

8. 指导、检查保洁员工作，保持科室清洁整齐，营造温馨舒适的体检环境。

放射影像科护士长职责

1. 同普通病区护士长岗位职责。

2. 负责科室医疗、教学、科研、院感、辐射防护等护理管理工作，使护理人员严格执行各项规章制度和技术操作规范。

3. 制定科室护理规章计划并组织实施，负责年度护理工作总结，提出问题及改进措施。

4. 参加并指导危重抢救病人的护理及复杂技术操作，做好急救培训工作，经常和临床科室沟通，征求意见，改进工作。

5. 做好登记室管理工作。

6. 开展护理相关新技术、新项目研究、技术检查和竞赛，讲评护理质量。

120 急救分站护士长职责

1. 同普通病区护士长岗位职责。

2. 负责急救中心护理人员及环境、物品、药品管理等工作。督促检查各种急救药品、器材的准备工作。

3. 督促护理人员认真执行各项规章制度和技术操作规程，确保病人安全。

4. 加强对护理人员的业务培训，提高急诊抢救及院前急救的基本知识和技术水平。

5. 督促护士做好隔离消毒，防止交叉感染。

6. 加强与各科室、各部门的联系，密切沟通、协调与配合。

7. 负责 120 调度室护理人员的工作分配、管理和质量控制。

门诊护士长职责

1. 同普通病区护士长岗位职责。

2. 掌握门诊工作动态，明确护理人员的分工，落实岗位责任制，不断提高工作效率，改善服务态度。

3. 负责门诊护理质量管理，认真执行各项规章制度和技术操作规程，严防差错事故。认真执行登记及上报制度，及时总结经验教训。

4. 负责组织护理业务和新技术的学习，不断提高门诊护理人员的业务技术水平。

主任护师（含副主任护师）职责

1. 在护理部主任与护士长领导下，负责指导本病区／科室护理业务、教学和科研工作，严格执行各项规章制度和护理工作规范，协助护士长进行科室管理。

2. 指导和参与修订本病区／科室疾病护理常规及健康教育计划，及时为病人提供中医特色护理、整体护理及康复和健康指导。

3. 根据科室分工，负责分管床位病人的一切治疗与护理工作，包括密切观察病情、正确实施治疗和辨证护理，了解病人的反应，对不能自理的病人提供生活护理和帮助等。指导低年资护士工作。

4. 检查、指导本病区／科室危重、疑难病人护理计划的制定与实施，指导和参与危重病人的抢救；指导和督促下级护师落实预防医院感染相关措施。协助护士长组织护理业务学习及教学查房、学术讲座和护理疑难病例讨论及会诊。

5. 协助护士长对本病区／科室护理不良事件进行讨论、分析，提出整改意见。

6. 参与临床教学，指导带教老师完成带教工作。

7. 了解国内外本专科护理发展动态，根据本科实际情况，积极引进并开展护理新业务、新技术，大力推广中医传统护理技术，积极参与并指导护理临床科研，提高团队科研水平。对全院特别是本病区／科室护理质量管理、护理人员在职培训及业务技术水平的提高提出建设性意见。

8.根据国家法律法规相关条例，对护理人员进行普法教育，对出现的问题矛盾依法做好引导工作。

主管护师职责

1.在护士长领导和主任或副主任护师指导下工作，协助护士长进行科室管理。

2.严格执行各项规章制度，正确执行医嘱及各项护理操作规程，准确、及时完成各项护理工作。

3.根据科室分工，负责分管床位病人的一切治疗与护理工作，包括密切观察病情、正确实施治疗和辨证护理、了解病人反应、为病人提供康复和健康指导、对不能自理的病人提供生活护理和帮助等，指导低年资护士工作。

4.掌握中西医护理理论，积极开展中医护理技术，指导和参与危重病人抢救、疑难病例护理会诊，并制定护理计划，组织实施及效果评价，指导并落实预防医院感染相关措施等。

5.协助护士长对护理人员进行中西医护理理论知识学习和操作培训，参与临床教学，负责小讲课和护生考核评价工作。

6.参与护理质量控制，分析、讨论护理不良事件，提出防范措施。

7.协助护士长制订科室护理科研、新业务、新技术的开展计划，并组织实施。不断总结经验，撰写辨证施护论文。

护师职责

1.在护士长领导和主管护师及以上职称人员的指导下进行工作。

2.严格执行各项规章制度，正确执行医嘱及各项护理操作规程，准确、及时完成各项护理工作，落实预防医院感染相关措施。

3. 根据科室分工，负责分管床位病人的一切治疗和护理，包括密切观察病情、正确实施治疗和辨证施护、了解病人反应、为病人提供康复和健康指导、对生活不能自理的病人提供生活护理和帮助等。指导低年资护士工作。

4. 掌握中西医护理理论，积极开展中医传统护理技术，参与科室危重病人抢救，护理查房、护理会诊和病例讨论等。

5. 对本科室发生的护理不良事件及时向护士长报告，参与科室护理不良事件分析，提出防范措施。

6. 参与本病区/科室管理工作及护士、进修护士的业务培训及实习生带教。

护士职责

1. 在护士长领导和护师职称及以上护理人员的指导下进行工作。

2. 根据科室分工，负责分管床位病人的一切治疗和护理，包括密切观察病情、正确实施治疗和辨证施护、了解病人反应、对不能自理的病人提供生活护理和帮助、提供康复和健康指导等。

3. 认真做好各种抢救物品、药品的准备和保管及危重病人的抢救工作。

4. 严格执行各项护理制度、中西医护理常规和技术操作规程，正确执行医嘱，准确及时地完成各项护理工作，防止护理不良事件的发生。

5. 积极参加中西医护理知识培训，学习和积极推广中医传统护理技术，参加本病区/科室组织的护理查房、护理会诊和病例讨论，努力提高业务水平。

6. 严格执行预防医院感染相关措施。

7. 指导助理护士的工作。

急诊科护士职责

1. 同护士岗位职责。

2. 掌握常见急救技术及急诊护理工作流程，熟练运用各种急救护理技术抢救和护理急诊、危重症病人。

3. 做好急诊病人的基础护理和心理护理。主动巡视病人，做好病情观察及辨证施护，发现异常及时处理。

4. 保持各种抢救设备、物品及药品的完好备用，准确、及时协助医师完成急、危、重症病人的抢救工作。

5. 积极参与院内外突发事件急诊急救。落实医院感染控制措施。

6. 参与本专科新知识、新技术培训，不断提高专科能力和技术水平。

重症医学科护士职责

1. 同护士岗位职责。

2. 积极配合医师做好各系统疾病重症监护病人的护理，正确运用重症监护专科技术（呼吸机、血液净化、心电监测及除颤技术等）。

3. 做好病人的基础护理、疼痛护理、心理护理等，落实安全防护措施。

4. 密切观察重症监护病人病情变化并准确及时记录。

5. 做好各种急救药品及器材的清理补充、保管维护。

6. 认真落实本专科医院感染控制措施。

7. 参加本专科新知识、新技术培训，不断提高专科技术水平，提高业务能力和沟通能力。

手术室护士职责

1. 同护士岗位职责。

2. 按规定进行术前访视，了解病人病情，熟悉拟实施手术、手术部位、手术要求及特殊用物准备等，做好术前相关准备工作。

3. 认真执行手术安全核查制度，检查手术间内各种物品及药物是否齐全，抢救设备是否完好。严格执行手术器械、敷料术前、术中、术后查对制度。

4. 协助麻醉医师进行麻醉，密切观察病情变化，根据医嘱准确及时进行输液、输血。

5. 密切关注手术进展及术中需要，主动、迅速、准确传递所需手术器械及物品，核对并妥善保管术中切下的组织或标本。

6. 认真落实本专科医院感染控制措施。严格无菌技术操作，保持器械台和手术区整洁、干燥、无菌。根据病情需要严格执行保护性隔离操作流程。

7. 参与本专科新知识、新技术培训，不断提高专科业务能力和技术水平。

消毒供应中心护士职责

1. 同护士岗位职责。

2. 严格执行卫计委发布的 2016 版医院消毒供应中心管理规范、清洗消毒及灭菌技术操作规范、清洗消毒及灭菌效果监测标准。

3. 对临床科室已预处理的可重复使用的诊疗器械、器具和物品进行回收、清洗、消毒、灭菌和供应，并对器械、器具和物品的清洗、消毒及灭菌效果进行监测，确保其消毒、灭菌效果和使用安全。

4. 负责医院各病区 / 科室无菌物品的下收下送，并做好临时任务或急救物品的消毒供应工作。

5. 参与本专科新知识、新技术培训，不断提高专科业务能力和技术水平。

血液净化中心护士职责

1. 同护士岗位职责。

2. 严格执行各项规章制度与技术操作规程。

3. 正确使用血液净化常用仪器设备。

4. 负责病人血液透析上机、下机及透析过程中病情观察与记录。

5. 认真落实本专科医院感染控制措施。

6. 参与本专科新知识、新技术培训,不断提高专科业务能力和技术水平。

助产士职责

1. 同护士岗位职责。

2. 负责陪伴临产产妇,密切观察与记录产程进展,进行分娩知识和母乳喂养知识的健康教育,做好心理护理及基础护理。

3. 在医师指导下负责正常产妇接产工作,协助产科医师进行难产接产并做好接产用物准备,遇产妇发生并发症或新生儿窒息,立即报告医师并采取必要的救治措施。

4. 严格执行本专科技术操作规程,注意保护产妇会阴及母婴安全,严防护理缺陷及事故发生。

5. 按照"爱婴医院"相关标准要求,贯彻执行母乳喂养管理规定,对无母乳喂养禁忌证的母婴,认真做好皮肤早接触、早吸吮等工作,严格按护理常规要求做好产后 2 小时母婴观察与记录,与产科母婴区护士认真做好交接工作。

6. 认真落实本专科医院感染控制措施。

7. 参与本专科新知识、新技术培训,不断提高专科业务能力和技术水平。

8. 做好计划生育、围生期保健和母婴卫生及母乳喂养知识的宣传教育工作,进行相关技术指导。

新生儿科护士职责

1. 同护士岗位职责。

2. 掌握新生儿常用护理技术及危重新生儿抢救配合技术，做好新生儿监护，密切观察病情变化，发现异常及时处理并报告医师。

3. 认真做好危重患儿的抢救及各种抢救物品、药品的准备和保管工作。

4. 落实新生儿安全防护措施，保证新生儿安全。

5. 贯彻执行医院母乳喂养管理规定。

6. 认真落实本专科医院感染控制措施。

7. 参与本专科新知识、新技术培训，不断提高专科业务能力和技术水平。

8. 做好住院新生儿听力筛查信息反馈、追踪、登记工作，对失访者须注明原因。

9. 做好出院病人的随访工作。

肿瘤科护士职责

1. 同护士岗位职责。

2. 严格执行医嘱，准确、及时做好化疗给药及化疗药物毒副作用的观察和并发症的预防与处理。

3. 运用中医整体观念、辨证施护方法，掌握常用中医外治法操作，做好专科护理及心理护理，预防意外发生。

4. 正确处理化疗药物的药瓶、安瓿、注射器等废弃物，做好职业防护。

5. 参与本专科新知识、新技术培训，不断提高专科业务能力和技术水平。

6. 正确配置及使用化疗泵，掌握放化疗不良反应及护理措施。

7. 对病人实施病情观察、治疗、康复、健康指导和延续护理。

8. 加强晚期肿瘤病人的姑息照护和安宁护理。

静脉用药配置中心护士职责

1. 同护士岗位职责。

2. 及时完成输液的调配和其他工作，保证临床使用。

3. 严格遵守各项规章制度，遵照医嘱调配药品，并做好操作记录，杜绝不良事件的发生。

4. 落实无菌操作，在百级区内进行调配。

5. 认真完成排药、核对、复核等工作。

6. 做好物品及器具、设备的消毒处理，定期进行环境卫生学监测。

健康管理中心护士职责

1. 同护士岗位职责。

2. 认真执行医院及健康管理中心的各项规章制度，做好体检服务工作。

3. 负责组织、接待、引导、协调体检人员有序进行健康体检，负责安排合理的体检流程，做好体检人员的导检咨询工作。

4. 负责体检预约及受检者候检的安排和协调工作，负责体检报告的录入、保存及发放工作。

5. 配合医师完成体检中其他各项护理工作。

6. 指导体检对象填写健康问卷，介绍专业化健康体检理念及个性化健康管理等内容。参与制定健康保健计划；按规定开展随访工作，落实健康处方内容。

7. 做好消毒隔离，防止交叉感染及医源性感染。

8. 做好体检物品的领取、保管工作，保证体检工作的顺利进行。

9. 完成健康管理中心其他指令性工作。

放射影像科护士职责

1. 同护士岗位职责。

2. 负责影像学检查病人的接诊、预约及咨询工作。

3. 负责特殊检查的器械消毒、药物注射及有关护理工作。

4. 负责病人在检查中的病情观察及意外抢救治疗工作。

5. 负责监督本科人员在特检中的无菌操作技术工作。

6. 负责工作量统计工作。

120急救分站护士职责

1. 同护士岗位职责。

2. 认真做好出车前的各项准备工作，检查、补充各种急救器械、药品，保证处于良好的备用状态。

3. 迅速准确地协助医师做好抢救，严格执行医嘱，认真查对，密切观察病情变化，并及时报告医师，稳定病人及其家属情绪，争取其信任和配合。

4. 严格执行各项规章制度和技术操作规程，严防差错事故的发生，所有急救用药的安瓿及包装物须核对后带回，不得遗弃于现场，并及时做好使用记录。

5. 认真学习专业理论,熟练掌握抢救技术,总结抢救经验,提高抢救水平。

6. 协助做好急救车内卫生和消毒工作，防止交叉感染。

介入科（导管室）护士职责

1. 同护士岗位职责。

2. 认真做好介入治疗术前各项准备（如药品、介入器材、病人的准备）、术中配合和诊疗后导管室整理工作。术后做好病人健康教育。

3. 密切关注手术进展和病人病情变化，发现异常及时报告医师。

4. 负责供氧、吸引器、心电监护仪、除颤器等急救设备的日常保养维护，并能熟练应用；负责急救药品的清点，随时做好急救准备。

5. 负责各种介入耗材及有关器械、药品、敷料的请领、保管工作，放置定点、定位、有序，出入账目清楚。

6. 认真落实本专科医院感染控制措施，负责一次性医疗用品的处置工作。

7. 参与本专科新知识、新技术培训，不断提高专科业务能力和技术水平。

门诊护士职责

1. 同护士岗位职责。

2. 负责器械的消毒和开诊前的准备工作。协助医师完成有关诊疗工作，按医嘱对病人进行处置。

3. 维持就诊秩序，维护诊疗室的整洁、安静，做好候诊服务。

4. 观察候诊病人病情变化，对病情较重的病人安排提前诊治或送急诊室处理。

5. 认真落实本专科医院感染控制措施。

6. 参与本专科新知识、新技术培训，不断提高专科业务能力和技术水平。

7. 向病人做好解释工作及开展健康教育，提高服务质量。

8. 按照分工，负责领取、保管药品、器材和其他物品。

发热门诊护士职责

1. 同护士岗位职责。

2. 负责安排发热门诊病人的就诊工作，详细登记病人信息，按院感要求做好防护工作。

3.做好台面、仪器设备及地面的清洁、消毒工作，并做好登记。

4.随时观察候诊病人病情，如有异常及时报告医生。

专科护士职责

1.在病区护士长的领导下，指导本专科病人的护理工作。

2.承担本专科病人的护理会诊、护理门诊及相关的专科护理工作；对专科病人进行护理评估，制定护理计划并组织实施及评价效果。

3.独立完成各项专科护理常规，负责指导下级护士的工作。积极完成护士长安排的护理查房和业务学习，参加危重、大手术及抢救病人的护理。

4.负责本专科病人的健康教育实施，开展健康知识讲座，为病人、家属和医护人员提供专科咨询服务。

5.负责临床护士专科知识和专科技能的培训和考核，促进护理人员综合素质和业务能力的提升。

6.了解本学科发展动态，积极引进并开展专科新技术、新项目。积极参与并指导临床科研，同时总结护理经验，积极撰写论文并发表。

单线班护士职责

1.同护士岗位职责。

2.承担值班期间病区所有病人长期医嘱和临时医嘱的执行与护理措施的实施。按照护理工作流程、护理工作标准和技术规范、护理常规等，熟练完成各项基础护理和专科护理。

3.准确、及时观察病人病情变化，严防并发症发生。及时发现病人安全隐患，落实安全防护措施，有异常情况及时报告和处理。

4.保持环境整洁、舒适、安静、安全。

助理护士职责

1. 在护士长领导和护士指导下工作。

2. 认真执行各项规章制度，协助护士完成病人生活护理和部分简单的基础护理。重点协助生活不能自理的病人和危重病人进食、起床活动及递送便器、倾倒排泄物等。

3. 随时巡视病区，接应病人呼唤，发现病人异常情况，及时向值班护士报告。

4. 做好病人入院前的床单位准备、出院后床单位整理以及病区终末消毒处理。

5. 及时收集各种化验标本送检。

6. 陪送病情稳定的病人检查和治疗。

7. 协助护士做好尸体料理工作。

药学部工作职责

部门职责

药学部职责

1. 在院长或分管副院长直接领导下，认真贯彻执行《药品管理法》《医疗机构药事管理规定》《处方管理办法》及有关法律法规，建立健全本院药品监督管理制度，负责全院药品管理工作和药学技术服务。

2. 做好"药事管理与药物治疗学委员会"的日常工作，深入科室及时了解和掌握药品使用管理情况，根据医疗、科研、教学的需要，按照《医院基本用药目录》编制药品采购计划，遵照药品管理法的规定，做好采购、保管、供应工作，科学管理好各类药品。

3. 加强药品管理。实行信息化管理、数量统计、实耗实销办法。门诊和住院药房的领药单和处方，各调剂室的领、发药单据，均有专人统计做账，按月、按季汇总，发现问题及时查找原因和处理。药库及药学部各药房，每季度盘点一次，药品会计按收支单据结算金额。

4. 坚持药品招标采购。外购西成药政府集中网上采购，中药饮片根据本院招标中心的中标通知单进行采购。任何个人不准收受回扣和好处费。

5. 加强药品调剂工作管理，负责对医生所开的处方进行审核、调剂，遇有用药不适宜处方时，由配方人员与医师联系更正后再进行调配。经核对后方可发给病人，并应耐心向病人说明服用方法及注意事项。

6. 为确保药品和制剂质量，建立健全药品质量检查、检验和监控制度，定期组织人员检查药品质量及流通环节情况，防止霉烂变质、过期、失效，以保证药品质量。并对医疗用毒性、麻醉、精神药品按照规章制度进行管理。

7. 积极开展临床药学工作，负责收集和上报本院发生的药物不良反应。参与会诊、查房、疑难病例讨论，建立药历，开展治疗药物监测工作，做好临床合理用药咨询，协助医师制定个体化给药方案，确保病人用药安全、有效。

8. 积极配合临床开展新剂型、新制剂、新技术应用等的药品研究工作。

9. 实行全面质量管理，建立健全药学部对班组的考核、奖惩制度。加强职工的医德医风教育和业务人员的专业"三基"（基础理论、基本知识、基本技能）教育和培训。

10. 逐步开展药学信息化管理，收集与管理药学相关信息，确保各种药学资料准确、合法、规范、新颖、先进、实用。

11. 承担医药院校学生及药学人员进修的教学任务、在职人员培训和基层单位的技术指导。

抗菌药物管理小组职责

1. 认真贯彻执行《抗菌药物临床应用指导原则》等有关抗菌药物合理使用的规章制度。

2. 研究制定医院抗菌药物临床应用管理细则。

3. 组织对门诊处方、住院病历抗菌药物的使用进行监测分析和专项点评；参与临床会诊减少抗菌药物的不合理应用。

4. 督促临床加强抗菌药物使用病人的病原微生物送检，根据病原菌变迁、耐药情况，进行抗菌药物临床使用情况监测。

5. 组织全体医务人员进行有关抗菌药物的知识培训与考核。

6. 参加、指导医院抗菌药物目录的遴选和调整。

处方点评小组职责

1. 认真贯彻和落实《药品管理法》《处方管理办法》《医疗机构药事管理规定》《执业医师法》《医院处方点评管理规范》《抗菌药物临床应用指导原则》等相关法律法规，提高处方质量，促进合理用药，保障医疗安全。

2. 负责落实并执行本院处方和医嘱点评实施细则、相关制度、全程医疗质量控制标准、奖罚细则等，提高处方和医嘱质量。

3. 依据相关法规、技术规范，对本院处方和医嘱的规范性及药物临床应用的适宜性进行评价，发现存在或潜在的问题，及时予以规范、合理的指导。

4. 建立处方点评制度与细则，每月组织专家和小组成员开展处方、医嘱点评及药品专项点评；每月向相关行政部门（医务、质控）和各临床科室公示药品使用量、处方/医嘱点评结果等信息。

5. 负责对不合理用药进行监测、干预、制约、纠正等，以保证全院临床用药合理、安全、经济、有效。

6. 负责组织讨论、研究、提出整改措施、追踪落实，解决临床用药及处方开具等存在的问题，以保证全院处方和医嘱点评工作顺利开展。

7. 负责处方医嘱相关法律法规和管理制度的培训和执行，做好书面记录。

8. 坚持科学、公正、务实的原则开展点评工作，并有完整、准确的书面记录。

质量控制小组职责

1. 在主管院长的领导下，认真贯彻、执行《药品管理法》等有关法律法规，全面负责医院药品质量工作。

2. 组织起草药品质量管理制度，构建质量管理体系，督促、检查有关制度落实与执行情况。

3. 负责外购和本院加工炮制成品、医院自制中西药品的质量审核。

4. 建立使用药品的质量档案、质量标准等，收集和分析药品质量信息。

5. 负责药品质量的查询和药品质量事故或质量投诉的调查、处理及报告。

6. 负责指导和监督药品的采购、验收、保管、养护。

7. 负责对质量不合格药品的审核，对不合格药品处理过程实施监督。

8. 领导中药验收质控组的日常工作和管理。

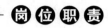

药学部主任职责

1. 在医院党委和行政的领导下，主持药学部的全面工作，组织贯彻执行药事法规和中医药法及医院管理制度，制定和组织实施药学部业务发展和工作计划，督促检查，及时总结报告。

2. 负责制定、健全部内各项管理制度、技术操作规程、岗位责任制和奖惩方案，落实以岗定职、以责定酬、合理分配的原则。按照标准化、现代化、科学化的要求不断充实业务内涵建设，提高药学服务和药事管理水平。

3. 负责医院药事管理与药物治疗学委员会（下称"药事会"）日常工作，组织实施药事会相关决定；编制本院药品处方集和基本用药目录。

4. 负责药品质量监督管理，定期组织检查各类药品的使用、管理，确保安全用药，严防差错事故，发现问题及时上报处理。

5. 组织临床药师培训，开展以合理用药为核心的临床药学工作，参加重大用药问题讨论，指导合理用药，促进临床用药管理。

6. 审查各类药品、化学试剂的采购计划，经院领导审定后组织实施；监督相关人员，严格执行药品招标采购和药品网上集中采购。

7. 组织部内人员的培训、进修学习等继续教育事宜，不断提高药学队伍整体业务素养。加强和促进医德医风建设，定期组织技术考核，加强实习和进修人员的带教和管理，组织开展药学科学研究。

8. 负责完成医院领导交办的相关事宜，定期向医院领导汇报工作，接受检查和监督。

调剂室主任职责

1. 在药学部主任领导下，负责管理和指导门、急诊和病室药品调剂及各药房的工作，合理调整安排调剂人员，协调处理内外关系，保证药品调配供应任务的完成，并及时向药学部主任报告工作。

2. 负责改进调配作业方式，优化调配程序，开设智能药房，提高药品的调配质量，进行安全用药监督和仪表风范、着装与劳动纪律检查，提高药学人员服务水平。

3. 负责指导、检查麻醉药品、精神药品、医疗用毒性药品、高警示药品及贵重药品的管理和使用。

4. 负责指导、检查各调剂室和药房的药品数量与质量管理。组织定期盘点和清查，核实各类报表、数据，堵塞各种漏洞。

5. 负责制定各类药品调剂及仪器使用操作规程。指导和参与复杂、疑难处方调配。深入临床了解药品使用情况，协助搞好处方用药调查。

6. 负责组织室内人员业务学习、培训，指导进修、实习人员，开展调剂学等专业学科研究，不断提高调剂人员的专业技术与理论水平。

7. 负责或指导处理调剂差错事故与纠纷，不断完善和落实考核、奖惩制度。

8. 负责完成药学部主任交办的相关事宜。

中心药库主任职责

1. 在医院主管领导及药学部主任领导下，负责中心药库的日常管理工作。

2. 负责监督指导并做好医院药品、化学试剂的采购、储存、供应工作。

3. 坚持从合法渠道购进药品及化学试剂。

4. 定期组织在库药品的质量检查，不断研究改进贮存条件，严防药品在库存期内出现霉烂、变质、虫蛀、鼠咬及变色、走油、潮化溶解等现象，切实保证药品质量和用药安全。

5. 负责落实药品入库、验收、出库管理，严格领发、调拨手续，防止错漏。

6. 负责组织定期盘点，清理过期失效、变质药品，做好药品报损、销毁等工作，建立库存药品总账及各类药品保管的实物账，堵塞一切漏洞。尽量减少库存，加速医院资金周转。

7. 负责落实防火、防盗等消防安全措施，搞好药品卫生管理以及设备与用具的保养和更新。

8. 不断提高业务水平，加强与医务人员的沟通配合，保证药品供应，更好地为临床服务。

9. 负责组织药库人员的业务学习，完成药学部主任交办的相关事宜。

临床药学室主任职责

1. 在医院主管领导及药学部主任领导下，负责临床药学室和临床药学研究室的日常管理工作。

2. 领导和督促临床药学室各项工作的开展，保证个体化用药平台、查房、会诊、药学监护、处方点评、药物不良反应监测、临床药讯、用药咨询等专业工作的正常进行。

3. 指导临床药学室的业务技术工作，解决疑难问题。

4. 贯彻、落实临床药师制度，负责组织临床药师深入临床开展危急重症病人的救治及疑难病例讨论，对药物治疗提出建议；协助、监督临床合理使用药物，保证病人用药安全。

5. 负责医院文件、科室会议精神的上传下达，组织临床药学室人员定期进行业务学习或病历讨论。

6. 及时了解和掌握国家相关法规、政策，并结合医院现状修订并实施临床药学室相关制度。

7. 加强与临床、护理、药学各部门的沟通，与相关部门一起配合做好临床合理用药的监测工作。

8. 了解学科最新进展，指导本室人员的继续教育，不断提高专业技术水平。

9. 督促临床药学室人员恪尽职守，遵守工作制度和岗位操作规程，保证工作质量，完成日常工作任务。

10. 完成医院及药学部主任交办的相关事宜。

静脉药物配置中心主任职责

1. 在药学部主任领导下，负责静脉药物配置中心的业务和管理工作。制定中心的各项规章制度、标准操作规程等并组织实施。

2. 根据中心的工作任务、要求和特点进行科学分工，督促各岗位人员严格执行各项规章制度和标准操作规程。

3. 认真贯彻执行医院及药学部主任布置的各项工作任务，并及时总结汇报。

4. 征求和听取各临床科室对静脉药物调配工作的意见，协调中心与各临床科室的关系，化解矛盾，不断完善和改进中心的工作。

5. 掌握全院静脉用药的使用情况，加强中心的药品管理，定期检查贵重药品及特殊药品的使用、管理情况，发现问题及时研究处理。

6. 加强静脉药物调配过程中的环节质控，严防差错事故。

7. 负责检查和督促器材、设备、物品的保管、保养和维修，确保中心工作的安全运行。

8. 制定中心进修生和实习生的培训计划，组织中心人员参加专业继续教育和业务学习，提高操作技能和专业技术水平。

药学部办公室干事职责

1. 在药学部主任的领导下开展工作，处理办公室日常事务，以及完成药学部主任交办的其他工作，严格执行保密制度。

2. 负责管理科室文书档案，做好各种文件的收发、登记、传递、归档、保管和文件保密等工作。负责对文件进行科学编目，做好分类记录，存放于不同的文件夹，及时整理归档。

3. 负责各种会议会前准备、会议内容的记录与整理、会议文件归档及会议室管理。做到上情下达和下情上达，负责协调本部门以及外部门的关联事务。

4. 负责建立药学部员工档案资料库，并记录好员工的调岗、换岗、离职、退休及进修生登记；协助药学教研室做好实习生登记和管理。

5. 负责科室工作月报表、考勤报表，按奖金分配方案每月进行奖金核算。

6. 负责请领、发放办公用品、劳保用品、耗材及科室职工福利物资等。负责办公室、科室会议室环境的整洁和内部安全。

药品采购员职责

1. 负责全院中西药品、化学试剂、消毒药品的采购工作，属招标采购品种按有关规定执行。

2. 坚持质量第一的原则，经常进行药品质量查询工作，了解药品质量动态，对质量不稳定的药品重点关注。

3. 认真学习和执行《药品管理法》《医疗机构药事管理规定》《医疗机构药品监督管理办法》等法律、法规及院内有关药品采购的各项规章制度。

4. 在部门负责人领导下工作，根据药品保管员制订的药品采购申请计划单，上报药学部主任和分管院长批准，按照批准的采购计划，从合法渠道购药，严格执行药品招标的有关规定。

5. 与药库保管员共同做好药品的入库验收工作。对不合格、数量短缺或破损的药品，应及时与供药单位联系退货或协商处理。

6. 负责配送公司及采购药品的首营资料收集；对配送公司到期的证照及时补充更新。

7. 负责中心药库有关资料的整理归档工作。

8. 签订购销合同或购销协议，并注明质量条款。

9. 根据配送公司召回通知，配合做好药品召回工作事宜。

10. 负责发票的整理及审查工作，呈报科主任审核、主管院长签字后送财务科。

11. 负责药品调价的询价工作。

药品保管养护人员职责

1. 负责医院药品的入库、储藏、保管、养护、发放工作。

2. 树立"质量第一"的观念，认真学习和执行《药品管理法》《医疗机构药事管理规定》《医疗机构药品监督管理办法》等法律、法规及院内有关各项规章制度，保证在库药品的储存质量，对仓储管理过程中的药品质量负主要责任。

3. 储存药品，按质量状态实行色标管理，合格药品为绿色，不合格药品为红色，待确定药品为黄色。

4. 坚持"预防为主"的原则，按照药品理化性能和储存条件的规定，结合库房实际情况，采取正确有效的养护措施，确保药品在库储存质量。

5. 做好避光、通风、防潮、防虫、防鼠、防火等工作。

6. 掌握各种药材的变质特点，如易生虫、泛油、变色、变味，溶化怕热、易潮解风化等，需特殊管理的毒药、易燃药、名贵药、鲜药和盐腌药等应有相应管理措施；可根据具体情况，采取适当的措施，做好保管养护工作。

7. 负责对库存药品定期进行循环质量养护检查，并做好养护检查记录。养护检查中发现有质量问题的药品，应挂黄牌暂停发货，同时报部门负责人处理。

8. 做好库房温、湿度管理工作，如温、湿度不符合规定要求，应及时采取措施予以调整。

9. 特殊管理的药品应当按照国家有关规定储存。

10. 根据配送公司随货同行联，做好药品的票货入库验收工作，对货与单不符、质量异常、包装不牢或破损、标志模糊等情况，予以拒收并报告部门负责人。

11. 负责所管药品采购计划的制订，保证药品及时供应，根据药房请领单逐日发放药品。

12. 负责做好入库、出库登记，做到账物相符。

13. 库内严禁烟火、会客、存放私物。库内人员离开时，必须关好门、窗、水、电等。

特殊药品库保管养护人员职责

1. 负责医院麻醉药品及精神药品、医疗用毒性中药、贵细中药饮片的入库、验收、储藏、保管、养护、发放工作。

2. 树立"质量第一"的观念，认真学习和执行《药品管理法》《医疗机构药事管理规定》《医疗机构药品监督管理办法》《医疗机构麻醉药品、第一类精神药品管理规定》等法律、法规及院内有关各项规章制度，保证在库药品的储存质量，对仓储管理过程中的药品质量与安全负主要责任。

3. 坚持"预防为主"的原则，按照药品理化性能和储存条件的规定，结合库房实际情况，采取正确有效的养护措施，确保药品在库储存质量。

4. 做好避光、通风、防潮、防虫、防鼠、防火、安全等保管工作。

5. 做好库房温、湿度管理工作，如温、湿度不符合规定要求，应及时采取措施予以调整。

6. 负责对库存药品定期进行循环质量养护检查，并做好养护检查记录。养护检查中发现有质量问题的药品，应挂黄牌暂停发货，同时报部门负责人处理。

7. 根据配送公司随货同行联，做好药品的票货入库验收工作，麻醉药品及第一类精神药品实行双人验收，要求验收到最小单位，对货与单不符、质量异常、包装不牢或破损、标志模糊等情况，予以拒收并报告部门负责人。

8. 负责所管药品采购计划的制订，保证药品及时供应，根据药房请领单发放药品。

9. 麻醉药品及第一类精神药品实行"五专"管理，医疗用毒性中药实行"三专"管理，做好入库、验收、出库登记，做到日清月结，账物相符。

10. 库内严禁烟火、会客、存放私物。库内人员离开时，必须关好门、窗、水、电等。

药品物价员职责

1. 负责药学部采购范围内所有药品、化学试剂、消毒药品的价格审核、调价等工作。

2. 认真执行《中华人民共和国价格法》《药品价格管理暂行办法》，严格遵守《价格法》，做到有法必依。

3. 认真遵守医院各项药品价格管理制度，药品调价要做到及时、准确，调价前及时将调价信息告知相关部门；对价格咨询工作要耐心、细致；各项记录要详细、周密。

4. 认真完成药品价格的变动、建档、核查。

5. 随时接受药品价格的咨询和检查。

药品调拨员职责

1.负责药学部采购范围内所有药品、化学试剂、消毒药品的入库审核工作。

2.认真学习和执行《药品管理法》《医疗机构药事管理规定》《医疗机构药品监督管理办法》等法律、法规，保证采购入库单录入信息的准确无误。

3.负责新购进药品、化学试剂、消毒药品在医院信息系统的定义。

4.对药品保管员录入的入库单信息进行复核，确保药品数量、批号、效期等信息无误。

5.负责在库药品、化学试剂、消毒药品等信息的维护。

中药房工作人员职责

1.本岗位工作应由具有一定理论知识和实际操作能力的中药士或药学士以上药学专业技术人员担任。在本室负责人的领导下进行工作并接受上一级技术人员的指导。

2.中药处方调配：一般应由两名中药师（士）同时进行，一人配方，一人负责审方核发。如只有一人独自配方时，应严格按照配方程序（即审方→配方→核方）进行，加强自我校对，严防差错的发生。配方者与核发者均应在处方上签名，以示负责。

（1）审方：接到中药处方后，应认真审查处方前记和药物的名称、剂量、用法、医师签字、日期等是否正确完整，有无禁忌。如有疑问应及时与医师联系，请医师更正或重新签字后，方可调配。配伍缺药应请医师更换药物，药学人员不得自行更改处方。

（2）配方：配方前应检查衡器的灵敏度，配方时要全神贯注，逐一将已称量的药物加标"√"号。毒性中药、贵重药物要用天平称量。处方中需加工炮制的药物应符合要求；包煎的药物应装入布袋；须冲服、烊化、先煎后下的药物应分割包装，大块、坚硬的药物应捣碎后调配。

（3）核方：处方配好后，应将处方药名与实物一一核对，并在处方上签名，交核对人复核。核对人进行感观检查，"四查十对"（查处方，对科别、姓名，年龄；查药品，对药名、规格、数量、标签；查配伍禁忌，对药品性状、用法用量；查用药合理性，对临床诊断），核对无误后在药袋上写明病人姓名、煎法及服法，将中药交病人或煎药中心，核对中如有错误应查明原因，立即纠正。毒性中药的调配，要严格审查处方，内服和外用剂应严加区别，称量准确，单独分包，交代使用方法。

（4）发药：在门诊发药时，要查对药品规格、剂量、用法、标签（药袋）与处方是否相符，要核对取药人姓名并将煎法、服法、禁忌及有关注意事项交代清楚。

3. 负责屉斗药材的清理报缺、质量筛选整理，及时处理虫蛀、霉变、灰屑、杂质及假劣药品，贴置更换标签，承担药材进入调配屉斗后出现质量问题的责任处罚。

4. 负责所属柜组和区域内的卫生打扫整理，随时处理屉斗间的"串斗"，负责调配用具的清洗保养。

5. 负责安全防范，管好水源、电源、火源，堵塞各种漏洞，防止事故发生。

中药处方调剂人员职责

1. 在班组长领导下，负责中药处方（包括配方颗粒与浓缩颗粒、超微颗粒等）的调剂工作。

2. 负责接受交费并进入调剂程序的中药处方的再次审核，按照调剂操作规程准确调配、核对、签名、包装、书写药袋并交代煎煮服用方法，提供给专职发药人员准确发放，或自行审核发放。

3. 负责进入调剂室贮药容器和屉斗药物的质量管理，及时处理虫蛀、霉变、灰屑、杂质与假、劣药品及"串斗"。

4. 配合临床制定个体化给药方案，进行药物利用评价情况；负责报缺和添斗；贴置更换标签。

5. 负责按月和按季盘点，准确书写盘点记录和报表，做好数量统计，防止错漏。

6. 负责室内电源、火源、水源和温、湿度记录管理，及时报告和消除安全隐患，防止安全责任事故。

7. 参加值班、轮班，完成班组长安排的相关事宜。

8. 积极参加学习培训，坚持文明礼貌服务，不断改进服务态度和工作方法，努力提高服务质量。

西成药房工作人员职责

1. 本岗位工作应由具有一定理论知识和实际操作能力的药学士以上药学专业技术人员担任。在本室负责人的领导下进行工作并接受上一级技术人员的指导。

2. 严格执行门诊、急诊、住院药房的各项规章制度。

3. 坚守岗位不得擅离职守，必须离开时，应经负责人批准并安排人员代班，无特殊原因不得自行换班和无故缺勤，违反者按有关规定处理。

4. 认真执行《药品管理法》，严格执行麻醉药品、精神药品、医疗用毒性药品及妊娠药品的管理制度以及处方管理制度。

5. 认真执行四查十对制度，即查处方，对科别、对姓名、对年龄；查药品，对药名、规格、数量、标签；查配伍禁忌，对药品性状、用法用量；查用药合理性，对临床诊断。如遇不合理处方，应主动与医师联系或拒绝发药，处方调配完毕，应由核对人签字。

6. 加强与各临床科室的联系；对新增药品和紧缺药品，应及时通知临床科室并介绍新药和代用品，为临床提供用药咨询；做好医师合理用药的参谋，注意及时纠正临床用药中的不合理现象；做好药品不良反应监测工作；做到优质服务。

7. 负责处方审查、调配、核对，以及药品的清理报缺、请领、验收、账卡登记和处方数量与销售金额统计。

8. 负责按季盘点，造具盘点报表，搞好药品周转库和室内药品数量统计及管理，注意堵塞各种漏洞。定期查对药品质量（核对包装有效期），及时清除过期、变质的药品。凡发出的药品，如有质量问题，均不能退换入库。

9. 认真做好交接班工作，麻醉药品、精神药品、医疗用毒性药品、妊娠药品、贵重药品，要当面点清，填写好交班簿，否则接班同志可以拒绝接班。如遇不能解决的问题，应及时向领导请示汇报。

10. 工作时着清洁工作服，挂牌服务，下班前应做好药品补充和卫生打扫工作，保持室内药品和物品摆放整齐及清洁卫生。

西成药处方调剂人员职责

1. 在班组长领导下，负责外购中成药、西药及院内制剂的处方调剂。

2. 负责接受交费并进入调剂程序的成西处方的再次审查，严格按照成西药调剂操作规程准确调配、核对、签名、包装发药、书面或口头准确进行发药交代。

3. 承担智能化药房调配的人员，应负责机器的准确调试、适时装机备药，严格按照操作程序，认真核对药品。

4. 负责药品领发供应与质量管理，及时清理过期、失效及变质药品，迅速反映和处理用药过程中出现的质量问题，保证用药安全有效。

5. 负责室内卫生打扫和药品管理，保持室内药品和用具、物品摆放整齐、清洁卫生。同时，负责仪器、设备的维修保养，以及电源、火源、水源和温、湿度记录管理，及时报告和消除安全隐患，防止安全责任事故。

6. 完成班组长安排的相关事宜。

特殊及贵重药品管理人员职责

1. 负责毒性药品、麻醉药品、精神药品、妊娠药品及贵重药品的计划、报缺、请领、保管、配发。

2. 负责对特殊药品实行相应的专项管理，做到分类分柜存放，排列有序，日清月结，账物相符。

3. 负责存放期内的药品质量管理，切实防止虫蛀、霉变、走油及过期失效情况的发生。

4. 负责麻醉药品、毒性药品、精神药品、妊娠药品及贵重药品处方汇总和分类管理。

5. 在配发过程中应遵循一般调配操作规程外，应特别注意审查剂量，精细称量或分装，其误差应控制在 0.1% 以内。

6. 应严格遵守毒、麻和妊娠药物使用管理规定，坚持当日处方当日配方，超量和超过处方日期的处方应拒绝配发，或请医生重加签字后再行配发。

7. 承担卫生打扫，负责安全防范工作。

煎药中心工作人员职责

1. 煎药中心工作人员分别承担各病区和门（急）诊病人的中药煎熬任务。

2. 负责所煎药物的领取、饮片装罐和药液分包或瓶装，并负责分发至病区。

3. 负责按"新入院病人登记本"所列各项，逐一做好新入院病人登记，并与病区反复核对准确。

4. 负责对所需煎熬的药物，应按处方上所列病区、床号、姓名、剂数、日期，或门（急）诊科别、门诊号次、姓名、剂数、日期记入"中药处方汤剂制备登记表"内。发现剂数与日期不对、病区床号与姓名不符，或处方开具中的其他问题时，应主动与医生、护士和调剂室联系、纠正，不得擅自更改处方。

5. 贵重、另煎药物须按药名、剂量，分病区、床号或门诊科别、号次，登记在"贵重、另煎药登记表"内，并与专管人员核对无误后，分病区和门（急）诊统计剂数，做好双签名。

6. 坚持执行煎药操作规程，按医嘱要求分别实行先煎、久煎、后下、烊化、蒸兑等特殊煎煮方法，切实保证煎出药液的质量。

7. 负责煎药器具清洗、用具和待煎药物的保管，以及工作场内的卫生打扫、安全防范等工作，并负责逐日统计、核对、填写报表及班组负责人交办的有关事宜。

临床药学室工作人员职责

1. 在临床药学室主任指导下，承担临床药学室各项业务工作。

2. 深入临床，参与临床查房、会诊、病例讨论，协助临床医师制定合理用药方案，保障药物临床使用的安全、有效、合理，提升医疗服务质量，促进临床合理用药。

3. 承担血药浓度监测与个体化基因检测工作，根据结果制定个体化用药方案。

4. 开展药学信息与咨询服务，向医生、护士及病人提供药物咨询，负责编辑发行《临床药讯》，宣传合理用药知识。

5. 承担处方、医嘱、病历分析与点评工作，每月对门急诊处方或住院病历进行抽查，并对抽查结果详细记录，上报医院质控科、医务科，并通报全院。

6. 承担药物不良反应与药害事件监测与管理工作，做好收集、整理、分析、反馈药物安全信息，并及时向国家药品不良反应中心报告。

7. 负责医院抗菌药物临床应用管理，对全院用药情况进行监测、评估和预警；承担抗菌药物使用的调查、统计、分析、上报等工作。

8. 做好合理用药宣传工作，利用"药学部微信公众号"及《临床药讯》等方式，向公众及医院医护人员宣传合理用药知识，促进全社会的合理用药水平。

9. 承担全国抗菌药物临床应用监测网数据上报工作，并对上报数据进行评价。

10. 承担医院临床药学教育和对医生、护士、药师等进行合理用药培训，不断提高临床药物治疗水平。

11. 认真完成教研室安排的教学任务，做好实习生、见习生的带教工作。

12. 完成上级领导交代的其他相关专业技术工作。

临床药学研究室工作人员职责

1. 在临床药学室主任领导下进行临检工作。

2. 承担血药浓度监测及个体化基因检测等相关项目的检测工作。

3. 认真执行各项规章制度和技术操作规程，随时核对检验结果，严防差错事故。

4. 收集检验标本，参加检验，发送检验报告单，认真核对检验结果。

5. 负责特殊检验的技术操作和特殊试剂的配制、鉴定、检查，定期校正检验试剂、仪器，严防差错事故。

6. 负责毒性药品、贵重器材的管理和检验试剂、材料的计划和请领、报销等工作。

7. 开展科学研究和技术革新，改进检验方法，不断开展新项目，提高检验质量。

8. 负责开展对本室专业质量控制工作。

9. 做好实验室的消毒及隔离工作。

静配中心大输液库管理员职责

1. 根据全院使用情况制定大输液的请领计划，负责大输液的验收、入库、养护和分发工作。

2. 严格把好质量关，在大输液入库验收时必须核对品名、厂家、规格、数量、批号、有效期、合格单、外观质量等，发现问题及时与送货人员联系。

3. 大输液入库应按规定有序堆放，贮存在通风、干燥、避光、阴凉处，每天定时记录库房温、湿度，发现问题及时报告，并积极采取处理措施。

4. 大输液使用严格按照"先进先出""近期先出"的原则，做好效期管理，确保药品在储存和使用期间不会发生过期和变质，并做好防霉防潮工作。

5. 经常与临床科室联系，发现药品库存不足时应尽快通知药库并及时采购，确保临床使用的需要。

6. 定期做好大输液的盘点工作，确保库存信息及时更新，做到账物相符。

静配中心审方药师职责

1. 在中心主任的领导下进行工作，负责各病区的处方或用药医嘱的审核工作，保障静脉用药安全，促进静脉用药合理使用。

2. 严格执行中心的审方制度，审核处方或医嘱时要特别注意药品的用法用量、配伍禁忌、适应证及特殊人群用药等内容，确保处方或医嘱的安全和合理。

3. 静脉用药处方或医嘱应逐一审核，确认其正确性、合理性与完整性。对处方或用药医嘱存在不合理或错误的，应及时与处方医师沟通，请其及时修改医嘱。对不修改的医嘱，不予调配并做好登记。

4.确认静脉用药处方合理后，进行批次决策，按批次打印标签和统领单，并将标签放入不同颜色的塑料筐内，以方便摆药和贴签。

5.按时接收各病区退药，并逐一核对药品名称、品规、厂家、批号、效期及完整性，准确归位，大输液归至病区退药区。

6.每天定时记录各区域温、湿度、冰箱温度及调配间压差，发现问题及时报告，并积极采取处理措施。

7.参加药品的定期盘点工作，盘点数准确，做到账物相符。

8.定期清理打扫本工作区域及设施设备卫生，保持环境干净整洁。对相关设备进行养护，保证其正常运行。

9.定期参加医药学专业继续教育和业务学习，做好实习和进修人员的带教工作。

静配中心调配人员职责

1.负责中心全部静脉用药的加药混合调配工作。

2.操作人员应熟练掌握无菌操作知识，具有慎独精神。

3.进入洁净区应按规定洗手、佩戴口罩和帽子、穿隔离衣和洁净区专用鞋。

4.严格按照混合调配标准操作规程进行操作，严格执行查对制度，确保调配质量。

5.按照"一主一辅"模式，在操作过程中严禁随意离开，严禁交叉调配，加强核对，杜绝调配错误的发生。

6.调配完毕，成品输液应及时传递出调配间，输液标签上操作人员应签名并及时清场、消毒，保持操作台和洁净区的整洁。

7.调配工作完成后认真填写相关表格。

8.参加药品的定期盘点工作，盘点数准确，做到账物相符。

9.定期参加专业继续教育和业务学习,做好实习和进修人员的带教工作。

制剂中心工作职责

部门职责

1. 在医院院长和分管院长的领导下，根据临床需要进行医院制剂的生产、检验、申报。

2. 遵守《药品生产质量管理规范》《医疗机构制剂配制管理规范》等相关规定和医院的各项规章制度，接受药品监督管理部门的检查与指导。

3. 严格按照生产工艺规程和岗位操作规程进行生产，并做好清场清洁工作。

4. 制定产品质量标准、生产工艺规程、岗位操作规程等技术文件，并确保有关生产规程能严格执行。

5. 开展医院制剂的研发、注册、备案、生产工艺改进等药学研究工作。

6. 以《中国药典》《湖南省中药饮片炮制规范》等标准、规范为依据，开展对原料、辅料、包装材料以及自制制剂的检验。

7. 对制剂原辅料、包材、成品等物料开展采购、保管、验收、入库、出库等工作。

8. 积极参加院内外相关专业的培训与学习，并接受考核。

9. 根据药学教研室的工作安排，负责实习生、进修生的带教工作以及教学任务。

医院制剂管理小组职责

1. 认真贯彻与监督执行《中华人民共和国药品管理法》等国家有关药品质量与管理的法律、法规和规章制度，接收药品监督管理部门的检查与指导。

2. 负责医院制剂质量管理方面的规章制度的制定与督促执行。

3. 负责定期检查医院制剂相关生产车间、库房、药房各管理制度的落实情况并及时记录。发现问题应及时给予帮助解决，对不够完善的制度给予修改。

4. 负责医院制剂生产入库、储备、保管、调配发放和淘汰更新的监督工作，加强药品质量的日常管理工作，确保病人用药安全有效。

5. 负责定期检查医院制剂的有效期。发现近期失效的药品，负责通知有关科室优先使用。

6. 组织临床药师定期对医院制剂的处方（用药医嘱）进行点评，开展临床药学工作，进行合理用药分析，加强药品不良反应监测工作。

7. 负责对制剂科室和部门员工进行药品质量与安全管理方面的教育和培训。

8. 负责医院制剂质量投诉的调查、处理和报告。

9. 负责医院制剂质量与安全生产相关记录的综合分析、年终归档和保管工作。

10. 质量管理小组成员负责指导医院制剂的保管、养护工作，负责医院制剂在库药品的抽查检查，确保药品质量安全。

11. 负责新供货单位资质的审核，负责质量不合格医院制剂报损前的审核，以及不合格药品处理的监督工作。

12. 负责建立医院制剂的质量档案：品名、批准文号、规格、批号、生产工艺质量标准、检验报告、包装质量、临床疗效、药品使用说明书、药品检验部门抽检的报告单等，并建立医院制剂的质量档案检索系统。

13. 负责计量管理工作，对制剂使用的计量器具按规定送检或定期检查，并做好记录。

14. 负责医院制剂新品种报批前研究工作的审核。

15. 参与医院组织的全院药品质量与安全检查工作，在工作中发现问题，认真总结并如实汇报。

制剂中心主任职责

1. 在医院院长和分管院长的领导下负责制剂中心的制剂、教学、科研和行政管理工作。

2. 制定本科室发展目标、规划、工作计划和实施方案，经院长批准后组织实施，经常督促检查，按期总结汇报。

3. 拟定生产原辅料、包材、生产设备等采购计划，经院长、采购部门批准后组织实施。

4. 掌握国内外学术动态，及时组织本科室人员学习，积极开展新技术、新业务，努力提高业务水平与药学服务质量。

5. 负责密切配合临床工作，努力开展临床药学工作，建立医院制剂信息网络，搜集整理医院制剂情报资料，宣传医院制剂合理应用，配合医务人员做好临床疗效评价及药品不良反应监测。

6. 组织制定用于控制生产操作的管理文件、制度，经医院制剂管理小组审核后，批准执行。

7. 负责制剂生产的全面管理工作，监督制剂生产管理体系和各项规章制度的实施和执行。

8. 负责制剂的安全生产，定期对制剂生产车间的水、电、气、空调系统进行检查。

9. 负责制剂生产的设备验证、新产品投产前的生产工艺验证及已有产品的再验证工作。

10. 督促和检查医疗用毒性药品、麻醉药品、精神药品、贵重原料药品的使用、管理以及药材原料的检验鉴定工作，领导本科室人员认真执行各项规章制度和技术操作规程，确保药品安全、有效，严防并及时正确处理差错事故。

11. 经常深入临床科室，了解需求，征求意见，主动供应。在突发事件发生时，组织人员积极参加，主动配合。

12. 组织科室人员进行业务学习。进行技术考核，提出升、调、奖、惩的具体意见。

13. 组织实施医院制剂登记、统计工作，督促检查医院制剂的使用情况。

14. 组织中药的加工炮制和医院制剂的剂型改革，开展中药科学研究和技术革新，配合临床积极研发行之有效的单方、验方。

15. 组织及指导院校学生的生产实习和外院制剂人员的进修等技术工作。

16. 组织及指导本科室制剂人员专业技术培训工作。

17. 确定本科室人员轮换和值班。

药品质量监督员职责

1. 药品质量监督员在科室主任领导下，遵守《药品管理法》《医疗机构药事管理暂行办法》等法律法规和有关规定，对监督管理范围内的药品质量负责。

2. 每月对本组药品和制剂进行抽检，内容包括：药品名称、生产厂家、批准文号、生产批号、有效期、剂量等，并观察药品内外包装是否完好，药品是否出现变色、受潮、沉淀、包衣脱落、碎片、发霉、变质、虫蛀等现象。抽检量不得低于本组所有药品品种的1%，抽检结果以书面形式报药品质量监督组长。

3. 组织本组成员经常对药品质量情况进行检查。

4. 严格控制药品在有效期内使用，对近效期药品提前3个月向组长报告并贴于有效期公示栏。

5. 药品按规定的保存条件放置，如：冷藏、避光等。

6. 及时发现影响本组药品质量的内外因素，并及时解决、报告。

7. 对药品质量检查情况应有详细记录。

制剂生产部门负责人职责

1. 在制剂中心主任的领导下，主持生产部门的工作，遵守《药品生产质量管理规范》等相关法律法规、规章制度。按各项生产标准操作规程组织生产，保证生产部门的员工严格按照生产工艺规程和岗位操作规程进行生产。对本部门的安全生产和卫生工作负责。

2. 制定部门季度、月度生产计划，报科室领导审批，批准后，按计划安排生产。

3. 根据生产计划，提前开具"配制指令"，内容包含产品名称、规格、批量、批号，所需原辅料、包装材料的名称及用量等，经科室主任审核批准后，交由仓库保管员备料。

4. 监督生产车间贯彻实施生产计划，及时掌握生产作业的进度。

5. 负责建立自查制度，对生产的全过程进行监控，对生产部门生产的药品质量负领导责任。

6. 参与质量部门制定产品质量标准、生产工艺规程、岗位操作规程等技术文件，并确保有关生产规程能严格执行。

7. 对产品配方及各种技术资料负有保密责任。

8. 负责本部门的安全生产，定期对制剂生产车间的水、电、气、空调系统进行检查。

9. 负责监督本部门的清洁、清场工作，定期对制剂车间的卫生清洁工作进行检查。

10. 负责本部门制剂生产的设备验证、新产品投产前的工艺验证及已有产品的再验证工作。

11. 做好生产物料平衡，协调好水、电、气供应。

12. 负责对本部门各种设备故障、违规操作的调查处理，并制定改进措施。

13. 组织本部门各项生产记录的填写工作，并对其进行统一保管，负责本科室各项报表的填报工作。

14. 负责本部门各岗位人员的合理调配，以保证生产的正常进行。

15. 负责本部门员工的考勤工作，组织本部门各级人员的培训、考核。

16. 负责实习生、进修生的带教工作。

17. 定期向科室主任汇报工作。

18. 完成上级领导临时交办的其他工作。

配制组长职责

1. 在生产部门负责人的领导下，组织本班组的生产工作，遵守《药品生产质量管理规范》等相关法律法规、规章制度。

2. 严格执行生产计划，保证生产进度。

3. 对从原辅料加工至可进行包装的中间产品的所有生产、质量、技术管理负责。

4. 生产前检查各工序操作间的清洁状况、设备状况以及物料准备情况等，确认符合工艺要求后，组织生产。

5. 负责组织本班人员严格按照工艺规程和标准操作程序进行生产，督促操作人员做好原始记录和各类表格的填写。

6. 每日每班不少于两次自检，自检内容主要是工艺规程和有关标准操作规程的执行情况。

7. 按照有关标准操作规程的规定对本岗的生产进行工艺管理、记录管理、物料平衡管理、批号管理、清洁与清场管理、生产秩序管理及状态标示管理。

8. 一个批号生产完毕，收集并复核各工序原始记录，确认无误后，汇总交生产部门负责人审核。作为批记录的重要部分应交质检人员复审。

9. 一个批号生产完毕，组织本班人员按清场标准操作程序对工序操作间进行清场，按设备、工器具清洁标准操作规程进行清洁。

10. 负责本班组的安全生产，注意对生产车间的水、电、气进行检查。

11. 负责空调系统的运行操作以及空调系统的清洁与维护，做好空调机组运行记录。

12. 参加生产的设备验证、新产品投产前的工艺验证及已有产品的再验证工作。

13. 在生产中负责对突发情况作应急处理，并立即向生产部门负责人报告。

14. 负责本班组人员工作分工，以保证生产的正常进行。

15. 协助生产部门负责人编写与制订有关本车间的标准操作规程及其他文件。

16. 安排实习生、进修生参与生产工作。

17. 定期向生产部门负责人汇报工作。

18. 完成上级领导临时交办的其他工作。

制剂人员职责

1. 在配制组长的领导下，进行生产工作，严格执行《药品生产质量管理规范》等相关法律法规、规章制度，以及各项制剂配制质量管理规范。

2. 严格执行生产计划，保证生产进度。

3. 定期检查制剂及原辅料的质量、有效期等，保证药品质量。

4.严格执行卫生管理制度，保持个人卫生，工作时必须按相应的净化要求穿戴。

5.严格按照工艺规程和标准操作程序进行制剂生产，并做好生产原始记录和相关记录的填写。

6.对制剂生产中出现的影响产品质量的关键问题及时提出合理的建议。

7.药品出现质量问题，生产设备与仪器出现故障，水、电、气供应出现问题等突发情况，及时上报配制组长。

8.爱护生产设备和仪器，定期进行维护与保养。

9.生产完成后，按清场标准操作程序对工序操作间进行清场，按设备、器具清洁标准操作规程进行清洁。

药检室负责人职责

1.在科主任领导下，负责本室业务管理。组织实施本室各项工作，定期向科主任汇报工作。

2.指导和参加本院外购药品、中药饮片、原辅料、包装材料以及制剂中心各种制剂的中间产品、半成品、成品的检验。保证检验结果及时、准确。

3.掌握药品检验的新技术，不断改进检验方法，提高检验工作的质量；参与新制剂的研制工作，负责制定新制剂的质量控制项目、检验标准和方法；积极配合药品的科研工作。

4.负责本室化学试剂的请领、使用、保管工作；仪器的使用和保养，监督质控人员严格按操作规程进行，坚持使用登记制度。

5.组织制定本室用于检验的管理文件、操作规程，经科室审核、批准后执行。

6.负责检验设备的验证工作，负责新产品投产前的工艺和质量验证以及已有产品再验证工作的检验部分。

7. 组织本室人员进行检验方面的业务学习，并进行技术考核。

8. 负责实习生、进修生的带教工作。

9. 负责月工作量的统计及报表工作。

10. 负责本室卫生和安全工作。

药品检验室工作人员职责

1. 以《中国药典》以及有法律效力的典籍和文件为依据，开展对原料、辅料、包装材料以及自制制剂的检验。

2. 负责制剂的半成品、成品各项的质量检查。

3. 负责生产用水的质量检查。

4. 负责产品的留样观察，考察产品在储存条件下的质量变化规律，为确定或改变产品的有效期或质量负责期限提供数据。

5. 负责各种质检用试剂、标准液的配制、滴定液的配制、标定并保证供应。

6. 负责编制、修订原辅料、成品和部分半成品的检验操作规程并严格执行。

7. 监测控制区、洁净区生产环境卫生情况。

8. 参与生产工艺的验证。

9. 如实报告各种制剂检查结果，检验原始记录应完整，并保存 3 年备查。

10. 负责对检验仪器、设备管理和养护，设专人保存标准品、对照品。

11. 毒、麻药品做到专人、专账、专册、专柜加锁管理，账物相符。对易挥发、易燃、易爆药品及试剂按规定贮藏，专人负责，经常检查保管情况，杜绝一切事故发生。

12. 负责制剂质量标准的拟定和参与制剂注册、备案申报工作。

仓库保管员职责

1. 遵守相关法律、法规以及医院、科室制定的各项规章制度，接受药品监督管理部门的检查与指导。

2. 在科室主任的领导下，负责仓库的物料验收、保管、入库、出库等工作。

3. 提出仓库管理运行及维护改造计划、支出预算计划，在批准后贯彻执行。

4. 严格执行仓库保管制度及其细则规定，防止收发物料差错出现。入库要及时登账，手续、检验不合要求不准入库；出库时手续不全不发货，特殊情况须经有关领导签批。

5. 负责仓库区域内的治安、防盗、消防工作，配置防火装置，防火器材摆放在显眼处或库房门口，保证库内留有消防通道。发现事故隐患及时上报，对意外事件及时处置。

6. 合理安排物料在仓库内的存放次序，按物料种类、规格、等级分区堆码，不得混淆和乱堆，保持库区的整洁。

7. 掌握物料的储存与养护知识，负责将物料的存贮环境调节到最适宜条件，经常关注温度、湿度、通风、鼠害、虫害、腐蚀等因素，并采取相应措施。

8. 负责定期对仓库物料盘点清仓，做到账、物、卡三者相符，做好盘盈、盘亏的处理及调账工作。定期检查物料的完好性，如发现问题应及时处理。

9. 认真办理物料的验收、入库、出库、台账、货位卡登记手续，收集物料的合格证、检验报告书等，分类保存，谨防遗漏。

10. 负责不合格物料的定期上报，并在药检部门的指导下对其进行相应的处理。

11. 负责仓库管理中的入出库单、验收单等原始资料、账册的收集、整理和建档工作，及时编制相关的统计报表，应使用计算机系统管理仓库工作。

12. 积极参加院外、院内组织的仓库保管相关知识的培训与学习，并接受考核。

13. 做到以医院、科室利益为重，爱护医院财产，不得监守自盗。

14. 按照清洁操作规程，做好仓库的卫生清洁工作。

15. 完成科室领导临时交办的其他任务。

药学研究人员职责

1. 在科室主任的领导下，做好药学研究工作。遵守国家的有关法律法规、规章制度，具有严谨的科学态度，按计划、步骤做好研究工作。

2. 药品研究工作应建立技术操作规程，实验记录清晰、完整，随时记录，不得涂改，按时总结，发现问题及时解决。

3. 应根据临床、教学、科研的需要，开展新药、新制剂、新剂型的研究。

4. 按照《新药审批办法》做好药品研究项目的设计审批工作，新药或新制剂应在取得生产批准文号或制剂注册、备案文号后，方可进行生产、配制，用于临床。

5. 结合临床进行药物的性质、剂型、药价、药品质量、配伍禁忌的研究，不断提高医院药学研究的水平。

6. 时刻关注国内外药学研究的新技术、新动态，积极参加相关培训班、研讨班的学习，提高自身的科研水平与能力。

7. 参与医院制剂的生产关键技术的研究，解决技术上的疑难问题。对医院制剂进行二次开发或深化研究，促进制剂的质量标准、工艺水平、临床疗效的提高。

8. 在实验研究过程中，注意仪器与试剂的安全操作，防止安全事故的发生。

9. 检验完成后，做好仪器与实验间的清洁卫生工作。

10. 定期向科室主任、科研部门汇报研究工作进展。

部门职责

1. 贯彻落实党的路线、方针、政策及国家法规和上级指示，在主管院长的领导下，准确、及时有效完成各项任务，不断创新，同时与其他临床科室分工合作，相互促进，使"治未病中心"各项工作有效进行。

2. 树立全心全意为人民服务的思想，改进医疗作风和工作作风，改善服务质量，使人民群众满意。落实社会监督，及时处理病人的就医保健需求。

3. 制定并实施针对特定健康人群的中医"治未病"调理方案，做好健康人群的养护，做好亚健康人群的防治，做好慢性病健康教育及访视工作，做好心理问题人群的调摄工作，使未病人群与慢性病管理既有效区分又能良好对接，实现健康全程管理。

4. 开展中医四诊体质辨识、经络评估、红外热成像、五音辨识等中医体检项目，开展中医适宜技术，提高疾病的预防，满足群众健康需求，实现"让人不生病、少生病、迟生病、不生大病、带病延年、高龄自理、提高生活质量"的科室工作目标，从而提高对社会的影响力。

5. 全科医务人员在中医治未病、整体观念、辨证论治思想的指导下，在已有的八大特色保健产品和四大特色传统保健技术下，运用"三因制宜"的干预原则，不断丰富拓展"潇湘牌"系列调理产品，通过不断的健康科普树立人们的"治未病"思想。

6. 科学开展本科、研究生教育，定期召开学会、联盟会议。开展科学研究，不断总结经验，以点带面，推动科室的工作不断向前发展。

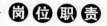

岗位职责

主任职责

在业务副院长的领导下负责科室全盘工作，具体如下：

1. 制定科室工作中长期计划、年度计划，做好总结工作。

2. 负责人员工作的安排与调配，通过谈心谈话做好每个职工的职业规划并督促实行。

3. 狠抓科室业务，发掘治未病新产品、新技术，协助推动临床其他专科的专家研发治未病产品，并切实推广。

4. 负责开展治未病门诊工作，完善治未病门诊诊疗与咨询方案，扩大病源，形成特色。

5. 做好研究生带教管理工作，承担并完成好大学的课堂教学任务。

6. 积极开展科学研究、申报课题，指导并写作论文、著作及科普文章。

7. 积极参加科普协会、湘中医联盟、学会工作，扩大医院科室影响力。

8. 复核经管绩效与奖金的发放工作。

9. 每月组织召开一次科室会议，每周一次组长会议。

10. 每年组织4次大型义诊惠民活动，如敷贴，膏方节、药膳节、冬至节等节日活动。

11. 兼任党支部书记，做好相应的党建工作。

副主任职责

1. 协助主任做好科内工作，参与布置工作年度计划。

2. 在主任的带领下，统筹管理研产部相关事宜。

3. 每周进行治未病门诊日常工作。

4. 制定科室全年业务学习、专业科普学习计划，并准备好学习资料。

5. 负责科普工作，宣传"治未病"理念。作为科普专家团队，带领科室青年科普团队进行院内外宣传。积极接待各类媒体采访，参与媒体主办的各种活动，提高医院与科室的知名度、美誉度。

6. 在科主任的带领下，积极开展慢病管理工作，不断完善慢病管理疾病谱及服务项目。

总务管理职责

1. 对本科室物品、药品、贵重药品管理（胶类、参类、虫草等）、器械、资料等，全面负责领取、保管、报损，应建立账目、分类保管，每月清点一次，做到账物相符。

2. 负责借出物品的登记手续。重要物品须经科主任同意，方可借出。

3. 掌握各类物品的性能，及时消毒，分别保管，注意保养维修，防止生锈、霉烂、虫蛀等现象，并提高使用率。

4. 保证物品的及时供应，提前申报，提前领取，不能造成物品、药品、器械等的缺失。

5. 药剂科加工药膳，总务负责整理原材料交由生产人员，生产完成后交由总务并入库。

6. 及时了解科内库存，保证及时供应，及时处理积压药品。

7. 参与每季度末药品盘存工作，清点药品效期。

8. 药品、产品计划申报及产品接收（药膳原材料、院内自制药、科内自制药、鲜药）。

9. 处理新项目、设备申请审批。

10. 负责联盟单位的药品回款事务。

11. 负责干部保健相关工作。

12. 水电、家具、设备维修联系。

行政组职责

1. 在科室主任的领导下做好办公室日常行政事务及文秘工作。

2. 负责各种文件的起草、装订及传递工作；及时处理上级文件的签收、传递、催办；做好文件的回收、清退、销毁工作；做好文秘档案收集管理及保密工作。

3. 带领科研团队成员，根据病人、专家临床需求，发挥中医药特色，研发实销对路的体现"治未病"理念的药膳、糕点、膏方并申报各类科研课题及奖励等。

4. 树立良好的教学风气，认真组织上课老师备课、审核课件。

5. 组织研究生举办学习交流会，通过学习探讨前沿科学现状，总结提升自身学术科研水平，每次交流会应做好记录和总结。

6. 负责科室成员年度各项考核及相关表、证的审核。

7. 负责挂靠学会的日常相关事宜及每年召开的学术年会或培训。

生产组职责

1. 在科主任领导下，负责治未病工程研发的全面工作。协调自制产品的生产相关问题。及时与总务沟通，调整生产产量，保证产品的供销工作。

2. 负责协调各供应商的相关事宜（人员调配、产量产值、现场管理）。监督管理生产过程，规范人员的操作流程，对参与生产的人员进行岗前培训与过程监督。

3. 监督管理糕点、鲜药、药膳等产品的加工生产与包装。确保生产相关物料准备齐全，保质保量完成产品生产，确保安全生产。

4. 组织开展产品售后工作，了解实际情况，整理成册，进行售后管理。

5. 根据病人、专家需求，发挥中医药特色，根据药食同源等原理，研发体现"治未病"理念的药膳、糕点、膏方等。

6. 每周整理汇报本周生产详细情况，包含鲜药、定制膏方、糕点、药膳等品种生产总数，并报主任。

7. 及时完成生产相关的记录书写并填写制剂单，核对及审核组内其他自制类制剂单。

8. 完成本科室各类科研药品及临方配置药品的生成及制作。

9. 负责对科室自制的药膳汤煲、鲜药、糕点、颗粒膏方等进行质量检验，保证其重量及质量。

药房组职责

1. 在科主任领导下负责药房的全面工作，督促协调管理药房工作。

2. 及时核对当日药品库存并上报当天药品缺货情况。

3. 登记预定产品客户信息，产品到货后及时电话通知病人领取药品。

4. 统计上报本周药房销售、滞销情况。

5. 日常配发药品并核对药品信息。

医疗组职责

1. 在科主任领导下负责医疗的全面工作,协调、规划医疗的日常工作(中医体检、治未病门诊、心理咨询与治疗、中医特色治疗)。与产品组、行政组配合完成科室工作。

2. 熟练掌握相关方面的专业知识,掌握国内外本专业最新发展动态。

3. 完成日常门诊诊疗工作。全面收集病人的情况,着重食疗、运动处方、情志的调养。

4. 每日坐诊时,应保持诊室整洁干净。

5. 根据中医体检报告辨证施养,给出合理的调养治疗方案,并对本科室的诊疗方案、产品能灵活运用。

6. 针对有身心疾病病人,与心理治疗师协同配合,利用中医药特色,发展科室特色,多角度对身心疾病开展诊疗工作。

7. 严格按照操作流程做好各项检测工作,检测过程中,注意观察、询问病情。检测后,详细交代各项注意事项,做好登记记录工作。

中医特色治疗技师职责

1. 开展具有中医特色的治疗,包含点穴、贴敷、足浴、音疗、热疗、五禽戏和太极拳等。

2. 制定相应治疗技术操作规范。

医学检验与病理中心工作职责

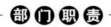

1. 实行科主任负责制，按 CNAS-CL02 的要求健全科室质量管理体系，加强医德医风教育，提高检验质量和服务质量。根据临床需求，不断开展新的检验项目，不断提高教学水平和科研能力。

2. 重视检验前质量。设立专门人员接收标本，检查标本是否符合要求。在接收标本时，应严格执行核查核对制度和检验标本接收、拒收制度，以保证标本符合检验目的的要求，对不合格标本建议临床重新留样送检。要认真对待和处理好每份检验标本。

3. 健全质控制度，强化质量管理。按规定参加国家卫健委和省临床检验中心的室间质评活动，以监测本实验室检测结果的准确性，同时认真做好室内质控，若遇失控及时查找原因予以纠正，并填写失控报告，以保证检测结果的真实可靠。在检验过程中，应熟悉所用仪器原理、性能和使用方法及项目的临床意义，严格遵守各检验程序要求，严格按照标准检验操作规程（SOP）进行操作，使每项检验标准化、规范化，保证工作质量。

4. 认真核对检验结果，执行审核制度，双签名后方可发出检验报告。

5. 优化流程，尽量缩短 TAT，急诊项目优先检测。可疑结果应主动与临床联系，出现危急值结果，应严格执行危急值报告制度，发现检验目的以外的阳性结果应主动报告。

6. 不能及时检测的标本应妥善保存。检测完的标本于适当条件下保存7天（不能保存的标本除外）后，按照医疗废物处理的有关规定进行处理。

7. 各种分析仪器采用组长负责制，组长负责组织培训和考核，未经培训和科主任同意，不得随意操作。应严格遵照各种分析仪器的SOP，做好仪器的维护、保养、校准及比对工作，并做好相关记录。出现故障及时与科主任和设备主管及相关管理部门取得联系，报告情况，不得自行处理。

8. 严格遵守生物安全制度，按科室《生物安全手册》要求，注意水、电、气、生物安全的管理，增强防火意识，对易燃、易爆、强酸、强碱等高危品及菌种设有安全管理员专人负责，严格管理，定期检查。

9. 实验室内实行5S管理（整理、整顿、清扫、清洁、素养），保持工作环境整洁。

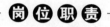

岗位职责

主任职责

1. 在分管院长领导下，全面负责本中心各项工作，组织贯彻执行国家政策、法律法规以及医院有关的政策制度。负责医学检验与病理中心业务、教学、科研、继续教育及人事财务等行政管理工作。

2. 按医院要求，参加或组织院内外各类突发事件的应急救治工作，并接受临时指令性任务。

3. 组织制定本中心工作计划、科研规划和科室发展规划，并组织实施、督促，定期总结、汇报、调整。

4. 批准人员培训计划，提出升调、奖惩意见。

5. 主持、策划和建立实验室质量管理体系及本中心的服务和质量改进标准，批准与质量管理有关的文件，并组织实施和监控。实施每年的质量管理体系的考核评审。

6. 制定各项质量保证措施并监督实施，指导或参与全程质量控制，定期召开质控分析讨论会。

7. 全面负责科室安全运作，检查督促科室人员认真执行各项规章制度和操作技术规程及消毒技术规范并给予记录。做好消防安全、生物安全等各项安全工作。

8. 负责员工的轮换、值班、考勤等各项工作。

9. 参加部分检验工作，指导开发适合于临床的新项目、新技术。

10. 不断完善设备管理措施，做好试剂、耗材管理工作，审核采购申请。

11. 在工作中贯彻以病人为中心的服务思想。负责本中心人员的思想品德、医德医风、职业道德教育，组织学习国家及卫生行政部门颁布的法律、法规。

12. 批准内审组成员及内审负责人名单，批准内审年度计划和内审实施计划。

13. 经常与临床科室联系，征求意见，改进工作，并做好与相关职能科室的协调工作；处理病人的投诉、要求或意见，对重大申诉处理的有关事项进行审批。

14. 科副主任协助主任工作，在科主任长期外出时，经院长或主管副院长同意负责科室全面工作。

技术主管职责

1. 在科主任领导下全面负责本中心技术工作。

2. 组织贯彻执行国家有关检验的法律、法规、技术标准和规范。

3. 熟悉和了解 CNAS-CL02 标准及其相关领域应用说明和体系文件。审核体系文件、检验方案、技术记录及质量记录格式等技术文件。

4. 负责保证标准、规范为最新有效版本，组织各专业组长不定期对技术标准规范及检验程序进行有效性跟踪。

5. 组织各组长对服务协议进行评审。

6. 提出委托实验项目，并收集委托实验室资料，组织对委托实验室的质量保证和检验能力进行考核评审。

7. 根据工作的需要，提出仪器设备和计量服务的配置需求和采购申请，确认设备的技术指标是否能满足检验工作的要求。

8. 熟悉实验室质量管理知识；负责对涉及技术方面的检验工作中不符合项的严重性进行评价和原因分析，组织技术复验工作；并跟踪检验工作不符合项的处理结果。

9. 提出涉及技术方面的预防措施要求、编制计划和对各专业组预防措施的有效性进行验证。

10. 对问询者提供检验的选择、检验服务的应用以及检验数据的解释等方面的建议。

11. 负责组织制定各项环境控制目标，建立监控手段和记录措施。

12. 负责组织新的检验方法、非标准方法的验证、确认。组织开展新检验项目的准备、试运行和对试运行情况的评审。

13. 负责组织本中心内外的技术交流、技术咨询工作，负责收集、受理客户意见，回复客户申诉。

14. 组织并实施本中心人员的继续教育与培训、考核和技术人员资质考核工作。

15. 编制实验室能力验证 / 比对计划。

质量主管职责

1. 实施、维持和持续改进质量管理体系，具体组织编制、修订质量管理体系文件并保持其有效性。

2.负责组织本中心体系文件的学习和培训。

3.负责监督检验公正性的实施。

4.负责对质量管理体系的不符合项进行识别，对严重性进行评价和原因分析，提出纠正措施的要求并跟踪不符合项的处理结果。

5.负责提出质量管理体系的预防措施要求、编制计划和对各专业组预防措施的有效性进行验证。

6.制定内审年度计划；提出内审组成员及内审负责人名单；审核内审实施计划，组织质量管理体系内部审核，检查纠正措施完成情况并跟踪验证。

7.组织制定年度质量控制计划和适时质量控制计划，并对质控数据进行统计、分析。

8.组织质量控制活动的实施。

9.组织对质控数据进行统计、分析及可行性和有效性评审。

10.负责管理评审计划的编制和组织实施工作；编写相应的评审报告；并负责纠正措施的实施跟踪和验证工作。

11.定期向主任报告质量管理体系运行情况。

12.负责组织对质控分析报告进行评审。

13.负责生物安全／院感监控的实施。

主任、副主任技师职责

1.在主任和科室管理层领导下，负责所属专业组的业务、教学、科研工作和仪器设备的管理。

2.负责解决本中心复杂、疑难技术问题，参与疑难检验项目的检验及室内、室间质评。

3.负责主要仪器设备的使用和维护保养。

4.负责业务技术训练和考核，担任教学任务，培养主管技师解决复杂技术问题的能力。

5. 了解本学科新进展，引进国内外新技术，开展并指导下级技术人员开展科研和技术革新，总结经验，撰写论文，申报课题。

6. 参与临床病例会诊和讨论。

检验主管技师职责

1. 在科主任领导下和上级技师的指导下进行工作。

2. 熟悉各种仪器的原理、性能和使用方法，协同主任、副主任技师制定技术操作规程和质量控制措施，负责仪器的操作和维护保养，解决复杂、疑难技术问题，参加相应的检验工作。

3. 担任教学工作，指导和培养技师解决较难技术问题，担任进修、实习人员的培训和负责其技术考核。

4. 了解国内外专业信息，应用先进技术，开展科研和新业务、新技术，总结经验，撰写论文。

5. 负责复杂项目的检验及报告审签，参加临床病例讨论。

检验技师职责

1. 在主任领导下和上级技师的指导下进行工作。

2. 参加本专业仪器设备的调试、鉴定、操作、建档和维修保养，负责仪器零配件或器材的请领、保管、建账，并做好各专业资料的积累、保管以及登记和统计工作。

3. 根据科室情况，参加相应的检验工作，指导和培养技士及进修人员。

4. 学习、应用国内外先进技术，参与科研和开展新业务、新技术，总结经验，撰写论文。

5. 担任各种检验项目的技术操作和特殊试剂的配制与鉴定。

检验技士职责

1. 在主任领导下和上级技师的指导下进行工作。

2. 做好仪器设备操作、维护、保养工作，并做好记录。

3. 做好物品、药品、器材的请领和保管以及各种登记和统计工作。

4. 钻研业务技术，参与新业务、新技术的开展，指导实习人员工作。

5. 负责检验标本的采集和进行一般检验工作，做好消毒灭菌工作。

病理活体组织收检、取材工作职责

1. 收检标本时，注意送检单所标明的标本是否与实物相符。如不相符，应立即与送检医师联系。符合要求的标本，方可进行编号登记。

2. 切取标本时，必须查对编号、姓名和标本，肉眼观察前，必须了解送检单上所记载的病史、标本采取的部位、手术范围和检验要求。

3. 新鲜手术标本，因组织较为松软，不易切取，可选切成较大组织块固定后修切。

4. 在每一标本切取完毕后，必须冲洗刀剪等用具，以免互相污染。全部切取后，必须整理台面，清洁用具，并放入消毒液中。

5. 切取的全部标本连同登记的组织块数，一并交技术室制片，并交接清点。

病理主任医师、副主任医师职责

1. 在科主任领导下，指导本科的医疗、教学、科研、培训工作。

2. 指导主治医师、住院医师做好病理诊断，指导技师及技术员做好病理切片。

3. 参加疑难病例的病理检查，组织病理讨论。

4. 参加临床病理讨论会，经常与临床科室取得联系，征求意见，改进工作。

5. 督促科内人员做好病理资料的累积和保管，搞好登记、统计工作。

6. 指导组织本科人员的业务学习、训练和技术考核。

7. 学习国内外先进经验，开展科学研究和技术革新工作。

病理主治医师职责

1. 在科主任领导下，具体帮助和指导住院医师和见习员工作。

2. 着重担任重要的病理检查，审查疑难的病理检查报告，参加会议、教学、科研工作。

3. 负责活体组织检查工作，认真做出病理诊断和发出报告，发现疑难问题及时请示上级医师。

4. 指导技术员制片工作。

5. 担负一定科学研究和教学任务，做好进修、见习人员的培训工作。

6. 参加临床病理讨论会，并做好记录。

7. 严格执行各项规章制度和技术操作规程，严防差错事故。

病理医师职责

1. 在科主任领导和主治医师的指导下进行工作。

2. 负责活体组织检查工作，认真切取标本组织，做出初步病理诊断，发现疑难问题及时请示上级医师。

3. 指导技术员制片工作。

4. 担负一定的科学研究及教学任务，做好进修、见习人员的培训工作。

5. 参加临床病理讨论会，做好讨论记录。

6. 完成科主任或上级医师指派的其他工作。

7. 严格执行各项规章制度和技术操作规程，严防差错事故。

病理主管技师职责

1. 在科主任领导下和医师指导下进行工作。

2. 指导技师按操作流程规范进行病理切片、染色，保证制片质量。

3. 协助医师进行科研工作，负责临床病理讨论会前的准备工作。

4. 负责试剂、耗材及办公用品的请领和保管工作。

5. 负责仪器的维护和保养。

病理技师职责

1. 在科主任领导下，在医师和主管技师指导下进行工作。

2. 按操作流程规范进行病理切片、染色，保证制片质量。

3. 协助医师进行科研工作，负责临床病理讨论会前的准备工作。

4. 协助主管技师做好试剂、耗材及办公用品的请领和保管工作。

5. 负责病理标本接收、资料的整理、保管、登记及统计工作。

病理技士职责

1. 在科主任领导下，在医师和主管技师及技师的指导下进行工作。

2. 按操作流程规范进行病理切片、染色，保证制片质量。

3. 协助医师进行科研工作，负责临床病理讨论会前的准备工作。

4. 负责病理标本接收、资料的整理、保管、登记及统计工作。

5. 完成科室主任、医师或主管技师指派的其他工作。

放射科工作职责

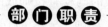

1. 在院长领导下，放射科主任对放射科行政管理、医疗质量、医疗安全、行风建设和教学科研负责。提倡放射科主任对放射科各个部门（包括普通 X 线诊断、CT、MRI 和介入诊疗等）的统一领导和管理，实施大影像科管理模式。科主任应由主任医师担任。

2. 可分设副主任、助理或组长协助科主任工作。根据医院功能定位和放射科设备配置状况，设若干专业组，由副高以上专业职称技术人员负责。鼓励三级医院放射科按人体解剖系统划分亚专业。

3. 低年资医师应实行不同影像学方法的轮转学习，全面掌握普通 X 线诊断、CT 和 MRI 等各种诊断技术以及介入诊疗技术，发挥放射科综合诊治的优势。

4. 技术人员要掌握放射科各种设备的技术操作，高年资技术人员实施相对固定、定期轮转岗位，实现一专多能。具备能力的高级职称技术人员可以进入管理行列，担任行政副主任或技师长等职，更好地协助科主任工作。

5. 科主任要全面抓好科室的各项质量管理和优质服务，管理好各岗位人员的工作，有计划地安排好各级人员的专业培养，提高全科人员的技术水平。

登记室干事职责

1. 在科主任领导下工作，负责门诊、急诊和住院病人的各项医学影像检查及特殊检查的登记、预约、划价、编号、登录和记账工作。

2. 热情和耐心接待前来检查的受检者。负责向受检者说明检查前的准备要求和注意事项，不明之处及时与检查技师或医师联系。

3. 仔细核对受检者姓名、性别、年龄、科室、床号、病历号及检查项目，认真做好登记，留下受检者联系方式，并将所有资料输入电脑。

4. 审查检查申请单的填写是否符合要求，不符合者应与临床医师或本科医师联系。

5. 根据受检者年龄和检查要求，核实收费情况。

6. 根据病情的轻重缓急，合理安排检查，急诊病人应优先安排检查。

7. 对做特殊检查的病人，要详细交代检查前准备事项，填写预约通知单和预约检查时间。

8. 告知受检者领取检查报告时间和流程。

9. 负责影像胶片和检查报告的打印并正确发放检查报告。

X线摄影室技术员职责

1. 在科主任、技师长领导下工作。

2. 每日上班后先检查X线设备运行是否正常，室内湿度、温度等环境是否符合检查要求。严禁设备带故障运行。保持机房内安静整洁，不得在机房内喧哗。

3. 严格遵守设备操作规程，不得擅自更改设备的性能及参数。非放射科技术人员，未经同意不得使用设备。进修和实习人员必须在带教老师指导下工作。

4. 热情、耐心接待前来检查的受检者，仔细核对受检者姓名、性别、年龄、科室、床号、住院号、摄片部位和检查号码是否准确，严防错号、重号。

5. 审核申请单上的检查要求，对有不明之处及时请示本科医师或上级技师，也可与临床医师取得联系。

6. 检查前除去受检者身上金属物、膏药等物品，必要时更换衣物。

7. 摄影操作时注意周围有无障碍物，设备附件有无固定。危重病病人或怀疑脊椎骨折病人应有临床医师陪同，并协助移动病人，进行摄影体位设计，以免因摄影操作而加重病情，甚至发生意外。

8. 加强辐射防护意识，摄影前做好受检者的辐射防护，特别注意对受检者敏感部位的屏蔽防护，尽量使用最小照射野摄影。检查过程中无关人员不得在检查室内逗留，如必须有家属或医务人员陪同，应告知防护辐射的知识并采取防护辐射措施。

9. 根据临床要求，完成各种常规摄影和特殊摄影。各种检查结束后，应核对图像质量是否符合临床检查要求和影像诊断要求。使用碘对比剂受检者，在检查结束后继续观察 30 分钟，如发现不良反应，应及时处理。

10. 受检者检查结束后，应填写检查日期，特殊摄影应记录摄影体位，最后签名。检查设备及其附属用品使用完毕必须复位。工作结束后要及时整理机房，擦除设备上的污物，保持设备清洁。操作人员必须爱护影像设备，定期对设备进行保养。

11. 设备出现故障时，应及时停机并记录故障情况，同时通知维修人员和报告科室负责人。

12. 下班前要及时关机、关灯及关闭空调，最后关闭机房房门。

CT 室技术员职责

1. 在科主任及技师长领导下，CT 机房内所有设备和各种附属设施由专人负责，在工程技术人员的指导下共同做好设备的维护、保养和检修工作，定期校正各种参数，严禁设备带故障运行。每天填写工作日志和设备运转情况。

2. 技师每日上班后先检查 CT 设备及高压注射器运行是否正常，扫描室、控制室和计算机室的温度及湿度应符合规定要求，一般控制室和扫描室温度控制在 18 ℃～ 22 ℃，相对湿度为 40％～ 60％。保持机房内整洁，不得在机房内喧哗，维护良好的工作环境。

3. 严格遵守操作规程，不得擅自更改设备的性能及参数。非放射科技术人员未经同意不得擅自使用设备。进修和实习人员必须在带教老师指导下工作。临床医师利用 CT 设备作为引导进行定位、穿刺和治疗等操作，必须有本科技师在场。

4. 热情和耐心接待前来检查的受检者，仔细核对受检者姓名、性别、年龄、科室、床号、住院号、扫描部位和检查号码是否准确，严防错号和重号。

5. 审核申请单上的检查要求，了解检查前的准备工作是否完成，有关增强扫描的知情同意书是否签署。对临床医师提出的检查项目有不明之处应及时请示本科医师和上级技师，或与临床医师取得联系。

6. 检查前除去受检者身上金属物和膏药等物品，必要时更换衣物。

7. 扫描前做好受检者的辐射防护，无关人员不得在检查室内逗留，如必须有家属或医务人员陪同，要做好辐射防护。

8. CT 增强扫描前必须确认有无禁忌证，注入对比剂后应密切观察有无不良反应，扫描结束后受检者仍应在候诊区继续观察 30 分钟，一旦发生不良反应应及时处理。

9. 检查结束后要核对图像质量是否符合临床检查要求和影像诊断要求，受检者所有资料应及时保存，防止丢失。

10. 工作结束后要及时整理机房，擦除设备上的污物，保持设备清洁。操作人员必须爱护影像设备，经常对设备进行保养，托架等 CT 室一切附属设备应放在固定位置，保持机房整洁有序。

11. 设备出现故障时，应及时停机并记录故障情况，同时通知维修人员和报告科室负责人。

12. 下班前要及时关机、关灯及关闭空调，最后关闭机房房门。

MRI 室技术员职责

1. 在科主任及技师长领导下，MRI 机房内所有设备和各种附属设施由专人负责，在工程技术人员的指导下共同做好维护、保养和检修工作，定期校正各种参数，定期检测液氦水平。严禁设备带故障运行，保证设备正常运转。每天填写工作日志和设备运转情况。

2. 技师每日上班后先检查 MRI 设备及高压注射器运行是否正常，扫描室、控制室和计算机室的温度与湿度应符合要求，机房温度保持在 18 ℃～ 22 ℃，相对湿度在 40％～ 60％，对超导 MRI 机应每天检查液氦储存量，低于 75％时应立即补充液氦。每天检查水冷机运行情况和水压状况，并做好详细记录。

3. 严格遵守操作规程，不得擅自更改设备的性能及参数。非放射科技术人员未经同意不得擅自使用设备。进修和实习人员必须在带教老师指导下工作。保持机房内整洁，不得在机房内喧哗，维护良好的工作环境。

4. 热情、耐心地接待前来检查的受检者，仔细核对受检者的姓名、性别、年龄、科室、床号、住院号、扫描部位和检查号码是否准确，严防错号、重号。

5. 审核申请单上的检查要求，了解检查前的准备工作是否完成，有关增强扫描的知情同意书是否签署。对临床医师提出的检查项目有不明之处应及时请示本科医师和上级技师，或与临床医师取得联系。

6. 在受检者进入机房前要询问有无 MRI 检查禁忌证，如有无起搏器和体内金属植入物，身上有无佩戴金属物品等，必要时更换衣物。如起搏器、体内金属植入物等与MRI检查相容，需要有相应的说明书证明或申请检查的医师签字确认。除无磁推车和轮椅等MRI检查相关物品以外，禁止其他轮椅、推车及抢救物品等进入机房。

7. 检查结束后，应核对图像质量是否符合临床检查要求和影像诊断要求，受检者所有资料应及时保存，防止丢失。

8. 工作结束后要及时整理机房，擦除设备上的污物，保持设备清洁。操作人员必须爱护影像设备，经常对设备进行保养，线圈、水模等附属设备应放在固定位置，保持机房整洁有序。

9. 设备出现故障时，应及时停机并记录故障情况，同时通知维修人员和报告科室负责人。

10. 下班前要做好设备运行记录，离开机房时要关机、关灯及关闭机房房门。

介入手术室人员职责

1. 在科主任及技师长领导下，介入手术室内设备和器械等分别由技师和医师专人负责，做好设备和器械的维护、保养和维修工作，以保证介入手术室的正常工作。

2. 严格遵守操作规程，不得擅自更改设备的性能及参数。非放射科技术人员未经同意不得使用设备。进修和实习人员必须在带教老师指导下操作。要保持机房内整洁，不得在机房内喧哗，维护良好的工作环境。

3. 介入手术室的相关人员（医师、技师和护士）均应相对固定，定期轮转，确保工作的稳定性和连续性。

4. 介入手术室医师在介入诊疗前应事先了解病人的病情，严格掌握适应证和禁忌证，操作时必须符合医疗规范。护士必须严格执行"三查八对"制度。接诊时护士、医师和技师均要核对病人的姓名、年龄、床号、手术名称、病理资料、影像资料、术前准备、术中用药及有关用药的试验结果。技师在造影前必须确保设备正常工作。

5. 严格执行无菌技术操作规程，禁止无关人员入内。

6. 工作结束后，医师应密切观察病人的术后情况并及时开好医嘱；技师应将设备复位并整理好机房；护士应及时清理和消毒器械。

7. 每天对介入手术室进行空气消毒，机房内空气每月培养1次。

8. 设备出现故障时，应及时停机并记录故障情况，通知维修人员和报告科室负责人。

9. 下班前要及时关机、关灯及关闭空调，最后关闭机房房门。

工程技术人员职责

1. 在科主任领导下负责影像设备维护和保养，并与技师一道定期进行影像设备的质量控制工作，确保影像设备符合质量控制要求。

2. 制订设备安全操作规程并监督各类人员严格执行。记录和分析设备日常运行情况。

3. 保管好设备的各种技术档案和资料，建立影像设备使用档案，及时记录故障及维护情况。

4. 及时处理工作中出现的各种突发设备异常问题，并将发现的设备异常情况报告科室负责人。

5. 了解和掌握本专业国内外影像设备最新发展动态，做好学科设备采购的参谋。

放射科科主任职责

1. 在分管院长领导下负责本科室的医疗、教学、科研、预防、行政管理、科室文化及廉政建设工作，及时完成上级有关部门及医院的指令性任务。

2. 制订本科室年度和长期工作计划，对常规 X 线摄影、CT、MRI、DSA 和介入诊疗实行统一领导和管理，对日常工作做到经常督促检查，按期总结汇报。

3. 主持科务会，根据本科室任务和人员情况进行科学分工，保证正常医疗工作秩序，对受检者进行及时检查、诊断和治疗。

4. 实施科室主任领导下的常规 X 线摄影、CT、MRI 和介入诊疗综合读片制度，科主任定期主持集体阅片，审签重要的诊断报告，参加临床会诊。定期检查医学影像诊断、介入诊疗和影像技术质量。

5. 经常和临床科室联系，征求意见，改进工作。

6. 学习和引进国内外先进的医疗技术，开展科学研究。重视教学工作，做好研究生、规培住院医师、进修医师、实习学生的培养、培训和管理工作。

7. 督促本科人员严格执行各项规章制度和技术操作规程，检查辐射防护、设备使用和保养情况。严防差错事故，及时处理医疗纠纷和医疗事故，保障医疗安全。

8. 确定本科人员的轮班、值班、休假、参加学术活动和外出进修学习。

9. 组织本科人员的医德医风教育、业务培训和技术考核，提出升、调、奖、惩意见。

10. 审签本科药品器材的领用与报销。

11. 科副主任协助科主任负责相应工作，科主任外出或休假时由代理科主任负责科室各方面的工作。

住院总医师（科秘书）职责

1. 在科主任领导下，协助科主任做好科内各项业务和日常医疗行政管理工作。

2. 带头执行并检查督促各项规章制度和技术操作规程，严防差错事故。

3. 协助科主任加强对住院医师、进修实习人员的培训和日常管理。

4. 负责医师排班及节假日排班。

5. 负责或协调院内外医疗会诊。

6. 负责或协调医疗纠纷及突发事件处理。

7. 科室正、副主任外出时负责科室行政工作。

8. 负责科室指定的其他工作。

主任医师（副主任医师）职责

1. 在科主任领导下负责和指导科室医疗、教学、科研和预防工作。

2. 承担疑难病例的诊断，参加院内会诊和死亡病例讨论。

3. 定期主持和参加集体阅片，书写和审签诊断报告。

4. 主持开展新技术、新项目和科学研究，指导下级医师开展科研工作和论文撰写工作。

5. 做好下级医师和进修实习及其他学习人员的培训和教学工作。

6. 督促下级医师严格执行各项规章制度和技术操作规程。

7. 指导本科各级医师做好综合影像诊断工作，有计划地开展基本功训练。

8. 对各级医师的理论水平、业务能力和工作实绩做出评定。

9. 完成医院和科室指定的其他工作。

主治医师职责

1. 在科主任领导和主任医师指导下，负责科室一定范围的医疗、教学、科研和预防工作。

2. 主持和参加集体阅片，书写和审签诊断报告。

3. 严格执行各项规章制度和技术操作规程，经常检查医疗质量，严防差错事故。

4. 学习和运用国内外的先进医疗技术，开展新技术、新项目，参与科研工作，做好资料积累，及时总结经验。

5. 完成科室指定的其他工作。

6. 其他职责同住院医师。

住院医师职责

1. 在科主任领导和上级医师指导下进行工作。定期在各个部门轮训，参加常规 X 线、CT、MRI 诊断和介入诊疗等各项工作。

2. 负责 X 线诊断工作，按时完成诊断报告，遇有疑难问题及时请示上级医师。

3. 掌握 X 线机的一般原理、性能、使用及摄影技术，遵守操作规程，做好辐射防护工作，严防差错事故。

4. 加强与临床科室的联系，不断提高诊断符合率。

5. 严格执行各项规章制度和技术操作规程。

6. 认真学习和积极开展新技术和新项目，并及时总结经验。

7. 认真参加各类读片活动。

8. 协助做好进修实习人员的带教工作。

主任技师（或技师长、副主任技师）职责

1. 在科主任领导下，负责科室影像技术、教学、科研和辐射防护工作。处理疑难技术问题。

2. 主持开展新技术、新项目和科学研究，指导下级技师开展科研工作。

3. 定期主持技术读片，讲评医学影像检查质量。

4. 指导各种技术参数的制订，做好影像技术质量控制工作，提高放射工作质量，指导设备的安装、调试、保养、检修和大修工作。

5. 做好下级技师和进修实习人员的培训、教学和指导工作。

6. 督促下级技师认真贯彻执行各项规章制度和技术操作规程。

7. 加强与临床科室的联系，不断提高影像技术质量。

8. 完成医院和科室指定的其他工作。

主管技师职责

1. 在科主任领导、主任医师和主任技师指导下，负责科室一定范围的技术、教学、科研和辐射防护工作。

2. 定期主持影像技术读片，讲评医学影像检查质量。

3. 学习和运用国内外先进医疗技术，开展新技术和新项目，参与科研工作。做好资料积累，及时总结经验。

4. 严格执行各项规章制度和技术操作规程，经常检查技术质量，严防差错事故。

5. 做好下级技师和进修实习及其他学习人员的培训、教学和指导工作。

6. 负责本科机器的检查、维护和管理。

7. 参与制定各种技术参数，做好技术质量控制。

8. 完成科室指定的其他工作。

9. 其他职责同技师。

技师职责

1. 在科室主任和技师长领导下、上级医师和上级技师指导下进行工作。

2. 负责放射科常规 X 线摄影、CT、MRI 和 DSA 等医学影像技术操作工作，并帮助和指导技士、进修实习人员技术操作。

3. 负责科室指定的影像设备检查、维护和管理工作。

4. 严格执行各项规章制度和技术操作规程，严防差错事故。

5. 做好进修实习人员的带教工作。

6. 钻研业务，开展技术创新和科学研究，担任一定的教学工作。

7. 参加集体阅片，讲评医学影像质量。

8. 完成科室指定的其他工作。

工程师职责

1. 在科主任领导下负责科室设备管理工作。

2. 负责全科影像设备的安装、调试、保养、检修、大修等工作，并及时记录在册。

3. 参与制订各种技术参数，做好质量控制工作。

4. 定期进行大型设备的调试和校正。

5. 负责设备常用零配件的保管。

6. 协助科主任督促设备维修保养制度的落实。

7. 完成科室指定的其他工作。

放射影像科护士长职责

1. 在科主任和护理部主任领导下，负责科室护理、药品管理、注射、介入手术室管理及护理教学、科研和辐射防护工作。

2. 主持开展护理相关新技术、新项目和科学研究，指导下级护士开展护理创新和科研工作。

3. 定期主持护理业务学习、技术检查和竞赛，讲评护理质量。

4. 指导各种护理制度及科室内部卫生制度的制定，做好护理质量控制工作，提高护理工作质量。

5. 做好下级护士和进修实习人员的培训、教学和指导工作。

6. 督促下级护士认真贯彻执行各项规章制度和技术操作规程。

7. 加强与护理部和临床科室的联系，不断提高护理质量和科内环境卫生水平。

8. 完成医院和科室指定的其他工作。

放射影像科护士职责

1. 在科主任及护士长（或技师长）领导下进行工作。

2. 严格执行各项护理制度和技术操作规程，正确执行医嘱，及时完成各项护理工作，严格执行"三查八对"制度，防止差错事故的发生。

3. 热情接待被检者，维持好候诊秩序，做好 CT/MRI 检查前后有关事项的介绍及 CT/MRI 检查受检者的心理护理工作。

4. 熟练掌握 CT/MRI 检查前后的注意事项，做好检查前受检者准备工作，尤其要了解有无 CT/MRI 检查禁忌证和对比剂使用禁忌证，确认增强扫描知情同意书已经签署。

5. 负责增强扫描中和扫描后受检者的观察，遇不良反应及时处理，并报告当班医师。准备各种急救用品，在抢救过程中协助医师工作。

6. 注意受检者和陪检人员在科室内的医疗安全，协助技师设计受检者的扫描体位和监测检查过程中受检者的安全。

7. 负责 CT/MRI 室抢救药品和抢救物品的管理，定期清点、更换并记录。

8. 当天工作结束后及时整理 CT/MRI 室内物品，清洁高压注射器，指导工勤人员处理医疗垃圾。

9. 护士作为处理对比剂过敏反应第一责任人，应熟悉急救流程和方案，熟练掌握各种急救技术，负责或协调各种不良反应的处置。

10. 对各类不良事件做好登记、上报工作，并完成科室指定的其他工作。

介入手术室护士职责

1. 在科主任和介入手术室护士长领导下工作，负责导管室的日常管理。

2. 严格执行各项护理制度和技术操作规程，及时完成各项护理工作，严格执行"三查八对"制度，严防差错事故的发生。

3. 接待介入诊疗病人，核对病人的姓名、性别、年龄、床号、手术名称、各种药物试验结果和手术区皮肤的准备情况。重危病人和特殊治疗的病人要测好心率、呼吸和血压，并做好心电监护。

4. 术前引导病人卧于检查床，术后协助搬送病人。

5. 严格执行无菌操作，遵守介入手术室消毒隔离制度，督促无菌操作，并做好记录。

6. 做好病人心理护理，术中巡视，观察病人的血压，有异常及时报告医师，积极配合做好抢救工作。

7. 介入治疗前铺好床单和枕头，准备好手术包和手术器械。术后及时清理机房内物品，做好室内消毒。

8. 定时清点各种药品，发现药品缺少应及时补足。

9. 负责急救药箱药品、抢救器械的管理，定期检查并记录。

10. 指导卫勤人员做好介入手术室清洁卫生，做好垃圾分类处理。

11. 完成科室指定的其他工作。

超声科工作职责

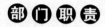

1. 负责科室发展规划、工作计划的制订和落实，按时完成各项工作任务。

2. 负责超声科有关制度的制定和修订工作，编制设备安全技术操作规程并贯彻执行。

3. 完成超声检查的日常工作，出具检查诊断报告，为临床一线科室的疾病诊断、治疗提供技术支持。

4. 根据需要参加会诊或组织科室集体会诊，共同研究解决急、重、疑、难病例的诊断治疗。

5. 参加院内会诊和临床病例讨论会，配合临床开展科研和新技术、新方法的研究与应用。

6. 建立健全科室质量管理体系，严格执行各项规章制度和技术操作规程，持续改进诊疗服务质量，严防差错事故。

7. 负责进修、规培、研究生及实习人员培训、教学，完成带教工作。

8. 负责本科室员工的管理、调配、培训和业务水平的提高。

9. 负责本科室新增设备的申报，参与设备的调研、考察和可行性研究；负责本科室设备、仪器的日常维护、保养、报修和检修质量验收。

10. 完成领导交办的其他工作。

岗位职责

主任职责

1. 在院长领导下，负责超声影像科的医疗、教学、科研、预防及行政管理工作。

2. 制定本科室工作计划，组织实施，经常督促检查，按期总结汇报。

3. 领导本科室人员，对病人进行医疗诊断工作，完成医疗任务。

4. 定期讨论，共同研究解决危重疑难病例的诊断问题。

5. 组织全科室人员学习、运用国内外医学先进经验，开展新技术、新疗法，进行科研工作，及时总结经验。

6. 督促本科室人员，认真执行各项规章制度和技术操作常规，严防并及时处理差错事故。

7. 确定医师轮换、值班、会诊、出诊。组织领导本科室对挂钩医疗机构的技术指导工作，帮助基层医务人员提高医疗技术水平。

8. 参加门诊、会诊，组织临床病例讨论。

9. 领导本科室人员的业务训练和技术考核，提出升、调、奖、惩意见。妥善安排进修、实习人员的培训工作。组织并担任临床教学工作。

10. 副主任协助主任负责相应的工作。

主任医师（副主任医师）职责

1. 在科主任领导下，指导全科医疗、教学、科研、技术培养与理论素养提高工作。

2. 定期参加并亲自指导急、重、疑、难病例的处理与特殊疑难病例的讨论会诊。

3.指导本科室主治医师和住院医师做好超声诊断及治疗工作，有计划地开展基本功训练。

4.担任教学和进修、规培、研究生及实习人员的培训工作。

5.定期参加门诊工作。

6.运用国内、外先进经验指导临床实践，不断开展新技术，提高医疗质量。

7.督促下级医师认真贯彻执行各项规章制度和医疗操作规程。

8.指导全科结合临床开展科学研究工作。

9.副主任医师参照主任医师职责执行。

主治医师职责

1.在科主任领导和主任（副主任）医师指导下，负责本科室一定范围内的医疗、教学、科研工作。

2.具体参加和指导下级医师进行诊断及特殊诊疗操作。

3.掌握病人的病情变化，病人发生病危、医疗纠纷或其他重要问题时，应及时处理，并向科主任汇报。

4.参加值班、会诊、出诊工作。

5.参加病人的疑难病例讨论及会诊，检查、修改下级医师书写的超声报告。

6.严格执行各项规章制度和技术操作常规，经常检查本科室的诊断质量，严防差错事故。

7.组织本组医师学习与运用国内外先进超声技术，开展新技术、新疗法，进行科研工作，做好资料积累，及时总结经验。

8.担任临床教学，指导进修、规培及实习医师工作。

经治医师职责

1.在科主任领导和主治医师指导下，根据工作能力、年限，负责一定数量病人的超声诊断工作，担任科室、急诊的值班工作。

2.对病人进行检查、诊断，并书写超声报告，门诊病人要求在30分钟内完成。检查并修改进修医师和实习医师的报告记录。

3.向主治医师及时报告诊断上的困难，提出相应意见。

4.住院医师对所检查病人要全面负责，疑难病例要及时向上级医师反映。

5.参加科内会诊及病例讨论，应详细汇报病人的情况和诊断意见。请其他科室医师会诊时，应陪同诊视。

6.严格执行各项规章制度和超声操作常规，亲自操作或指导进修医师和实习医师进行操作，严防差错事故。

7.认真学习、运用国内外先进超声技术，积极开展新技术，参与科研工作，及时总结经验。

8.在门诊或急诊室工作时，应按门诊、急诊室工作制度工作。

1. 实行科主任负责制。健全科室管理系统，加强思想教育，改善服务态度。提高诊疗质量，密切与临床科室联系，积极开展医疗、教学、科研工作。

2. 根据医院年度工作要求，结合科室具体情况，制定科室年度工作计划，组织实施，定期检查。年终总结应肯定成绩，找出差距，以便改进与提高。

3. 贯彻执行各类各级人员岗位责任制，明确分工。人员相对固定，适当轮换，以扩大知识面，适应科室工作需要，保证诊疗质量。

4. 健全科室会议制度。每周召开科室会 1 次，传达上级各级卫生、中医药行政部门、医院等相关文件、会议精神，小结本周科室工作，研究和安排下周科室工作；建立定期业务学习制度。

5. 自觉遵守医院各项规章制度，坚守工作岗位，严格考勤考核。

6. 对病人检查要认真，诊断报告书写应符合规范。

7. 建立和执行医师接诊制度，其工作内容包括：掌握适应证，填写或补充病人的病史、体检及其他有关特殊检查结果，确定检查项目、部位、方法、放射性药物的品种、剂量；及时处理在检查中出现的问题，显像检查完成后，决定病人可否离去还是需要复查；及时发报告，有不能解决的问题应及时请示上级医师或科主任等。

8. 加强质量管理，保证检查质量。检查结果如与临床表现不符，应研究其原因。必要时应复查。

9. 建立集体阅片制度，必要时与放射、超声及临床科室组织联合阅片，研究诊断和检查技术，解决疑难问题，不断提高工作质量。报告书写项目应填写完整，叙述准确、客观，结论合理。

10. 加强与其他临床科室联系。不断开展新项目、新技术，及时总结工作经验。

11. 物品管理应指定专人负责，合理使用。

12. 建立差错事故登记制度。

第七章　其他

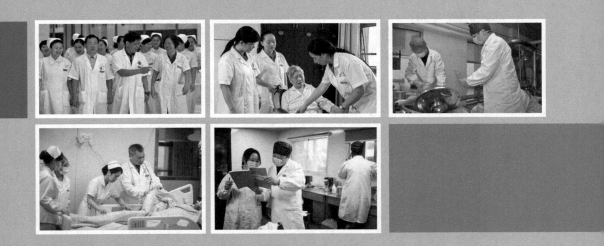

杏源总公司工作职责

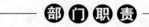

1. 杏源总公司在医院党委、行政的领导下进行工作，负责所属公司的管理，代表医院行使对子公司的直接管辖。

2. 执行医院决定的公司内部（包括子公司在内）管理机构的设置。

3. 执行医院决定的公司的经营计划和投资方案。

4. 负责制定公司的基本管理制度。

5. 负责推进公司企业文化建设，开展企业形象宣传活动。

6. 负责合同的谈判、起草、初审、监督执行以及合同执行情况的定期分析报告；对合同对方不履行基本义务时采取必要措施，包括法律诉讼等，使已签署的合同得到有效执行。

7. 负责审查子公司的年度财务预算方案和决算方案。

8. 负责制定公司的利润分配方案和弥补亏损方案并上报医院。

9. 负责经费开支计划的制定及借据、开支发票的审批并上报医院。

10. 负责公司合同档案的管理。

11. 收集子公司的年度财务会计报告并编制汇总向医院报告。

12. 及时向主管院领导报告主要事项，定期邀请主管领导到公司指导工作。

13. 年终总结总公司工作，并按要求及时向医院汇报。

14. 完成医院交办的其他临时工作任务。

经理职责

1. 在医院党委、行政领导下，全面主持公司日常经营管理工作，检查、督促、协调公司各部门实现既定工作目标。

2. 定期召开经理办公会议，督促执行和落实经理办公会的各项决定。

3. 负责建立健全公司统一、高效的组织体系、运作机制、规章制度。

4. 负责聘任、解聘公司高层管理人员，批准各岗位考核、薪酬、福利、奖惩等事宜。

5. 负责组织制定公司发展规划，如月度、季度、年度计划、投资方案等并监督执行。

6. 负责指导、检查、考核公司管理工作，监督公司各项管理制度的执行。

7. 负责审批子公司人员的借款、报销事宜。

副经理职责

1. 在经理领导下进行工作，对经理负责，协助经理做好公司管理。

2. 及时向经理和经理办公会反映所分管工作的情况，提出建议和意见。

3. 负责协助经理考核公司的工作业绩，提议奖罚方案。

4. 负责协助经理招聘、管理、定期考核和解聘公司员工。

5. 负责拟定并督促执行公司的工作计划。

6. 负责协调公司与政府相关职能部门的工作关系。

7. 经理外出期间，代经理全面主持公司工作。

8. 完成经理布置的其他工作任务。

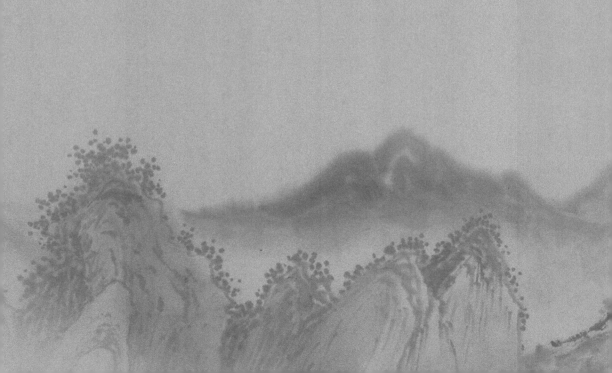

岐黄司职
——湖南中医药大学第一附属医院岗位管理